U0263803

In the Womb

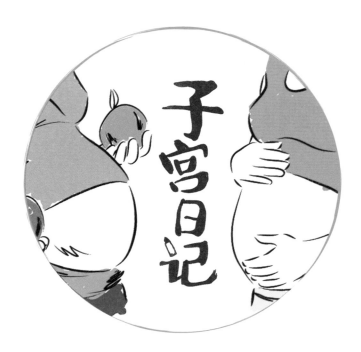

子宫日记

In the Womb

苏秋梅 著

SPM 南方出版传媒
广东科技出版社 | 全国优秀出版社
·广州·

图书在版编目（CIP）数据

子宫日记／苏秋梅著.—广州：广东科技出版社，
2015.9

（辣妈育儿）

ISBN 978-7-5359-6216-4

Ⅰ.①子… Ⅱ.①苏… Ⅲ.①妊娠期－妇幼保健－
基本知识 Ⅳ.①R715.3

中国版本图书馆 CIP 数据核字（2015）第 165773 号

Zigong Riji

子宫日记

责任编辑：严　旻

封面设计：韩慕华

责任校对：梁小帆　盘婉薇　冯思婧

责任印制：罗华之

出版发行：广东科技出版社

　　　　　（广州市环市东路水荫路 11 号　邮政编码：510075）

http：//www.gdstp.com.cn

E-mail：gdkjyxb@gdstp.com.cn（营销中心）

E-mail：gdkjzbb@gdstp.com.cn（总编办）

经　　销：广东新华发行集团股份有限公司

印　　刷：北京恒石彩印有限公司

　　　　　（北京市大兴区西红门镇福兴路 19 号　邮政编码：100076）

规　　格：787mm×1 092mm　1/16　印张13　字数210千

版　　次：2015年9月第1版

　　　　　2015年9月第1次印刷

定　　价：39.90元

如发现因印装质量问题影响阅读，请与承印厂联系调换。

前　言

全球每年有1亿3千万名女性要走过这段怀孕、生产的道路。虽说怀胎十月在人的一生中很短暂，但是对于完全看不见、摸不到的这280天，绝大多数准妈妈难免要心怀忐忑，尤其面对现在日趋恶劣的生存环境：空气污染、食品安全、工作压力、装修危害、交通意外……我们常常忍不住地担心：孩子会健康吗？会不会意外流产？生孩子的时候又会否遭遇难产、大出血？孩子有无畸形、兔唇……这些疑问几乎伴随着整个孕程。准妈妈们都太想知道自己的宝宝在未出生之前是什么样子的。

怀孕是个神奇的过程，人们总是会充满好奇；怀孕也是个复杂的过程，即使经历过也不尽了解。你可能还从来不知道，胎儿原来会在妈妈的腹中微笑、打哈欠，用手玩鼻子，甚至还会做梦。

当精子遇上卵子，人类生命的神奇旅程就此展开：

卵子受精后约1天开始分裂。干细胞分裂成200多种细胞，发育成人的任何部位；

15天后，出现日后的脑部和脊椎部位；

第8周的时候，已经有了小人儿的模样；

第11周的时候，胎儿已经学会了踢腿，建立将来踏出第一步的基础；

第16周的时候，胎儿的动作开始受大脑控制；

第19周的时候，胎儿已经能感受到光线的存在；

第20周的时候，胎儿第一次睁开眼睛；

第25周的时候，胎儿已经能够品尝出食物的味道了；

第33周的时候，胎儿已经能够分辨出一首曲子并随之舞动；

……

虽然我们看不到他，虽然我们摸不到他，但这个活泼的小生命就这么鲜活地存在着：准妈妈一天一天变大的小腹告诉我们他正在健康地成长；准妈妈肚子偶尔会鼓起的小包告诉我们他现在正在做运动；当靠近准妈妈肚子的时候，会听到他"咕噜咕噜"打嗝的声音……怀孕的每一天都像一场充满欢乐的小冒险，每次都能够给我们无限的惊喜。

　　这本书会告诉你肚子里胎儿的每一个变化，带你领略生命在诞生过程中的每一个细节：从他还是显微镜下才能看到的细胞，一直到经历无数不可思议的变化而发育成为一个呱呱坠地的新生命。看到这些，你会发现怀孕时所有的胃灼热、所有因不断呕吐而频繁奔入卫生间的苦恼、所有的胀气、所有的疼痛、所有的失眠都是那么值得。

　　书中有的不仅是胎儿的变化，还有准妈妈的变化，从而让准妈妈知道自己处于怀孕的哪个阶段，并获得最恰当的指导，甚至还详细地讲述了在最后的大日子该如何准备——包括自然分娩或剖宫产的准备事项。

　　如果你刚刚怀孕或者正准备打算要个宝宝，那么请仔细阅读这本书——你将开始生命的一次"探险"。加油哦！祝你好"孕"！

苏秋梅

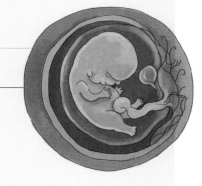

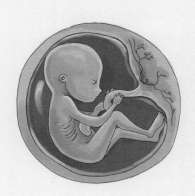

"我是从哪儿来的，你，在哪儿把我捡起来的？"孩子问他的妈妈。

她把孩子紧紧地搂在胸前，半哭半笑地答道——

"你曾被我当作心愿藏在我的心里，我的宝贝。

"你曾活在我所有的希望和爱情里，活在我的生命里，我母亲的生命里。

"你的软软的温柔，在我的青春的肢体上开花了，像太阳出来之前的天空上一片曙光。

"上天的第一宠儿，晨曦的孪生兄弟，你从世界的生命的溪流浮泛而下，终于停泊在我的心头。"

——泰戈尔·《开始》

胎儿长成周记

  未出世宝宝的发育是一个极其复杂的演变过程，其生命开始于一个受精卵，然后发育生长成为身体健全的人，并具备了在母体外面的世界生存所必需的各种功能。

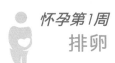

怀孕第1周
排卵

  在月经的第14天前后，一个成熟的卵子从一侧卵巢释放出来并有受精的可能。卵子被输卵管末端的输卵管伞抓住并收入输卵管内。卵子可以存活24小时，如果在此期间没有受精，它就会在下一次月经时和子宫内膜一起从阴道排出。

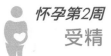

怀孕第2周
受精

精子携带一种可以溶解卵子外层覆盖的物质，所以它可以透入卵子。当一个精子进入卵子后，其余的精子就不能再进入了。这个精子失去尾部，并且头部开始膨大，它与卵子融合在一起形成一个单一的细胞，称为受精卵。

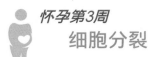

怀孕第3周
细胞分裂

受精卵几乎即可开始细胞分裂，在沿着输卵管向下移动的同时，它分裂成为越来越多的细胞。

怀孕第4周
胚胎着床

这个时期胚胎已经在子宫内"着床"。胚胎着床后5天左右，在受精卵底部的中心部位形成一个管，这就是神经管。随着时间的推移，神经管分化为大脑和脊椎，最终形成完整的中枢神经。另外，血管、内脏和肌肉等重要器官和组织也在这一时期开始形成。怀孕4周时的胎儿头部和躯干分开，胎儿细胞也分为外胚叶、中胚叶及内胚叶。这些细胞最后形成不同的身体器官。最上层的外胚叶形成皮肤、毛发、手指甲、脚趾甲、大脑、脊髓和神经；中间的中胚叶形成肌肉、骨骼、泌尿生殖器、心脏以及其他器官；最下层的内胚叶形成各种脏器内部的黏膜、肺和肠管以及连接这些器官的分泌腺。

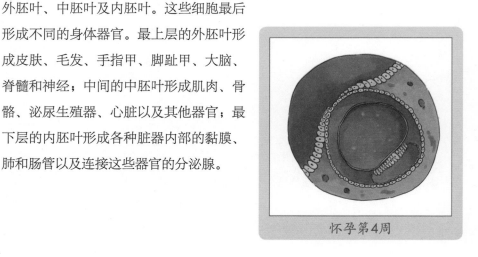

怀孕第4周

2

怀孕第5周

手脚逐渐伸展开来

在第5周的时候，子宫里的胚胎正在迅速生长。从形状上看，胎体可以分为身躯和头部。胎儿的背部有一块颜色较深的部分，这个部分将发展成为脊髓。神经管两侧出现突起的体节，体节将会发展成为脊椎、肋骨和肌肉。

 怀孕第6周

宝宝有心跳了

从怀孕第6周开始，胎儿逐渐成形。虽然后面还拖着小尾巴，但手脚和四肢已开始像植物发芽一样长出来，能看到明显的突起状。胳膊比腿生长得快，两只手和两条胳膊就像动物的蹼。

最重要的是胚胎的心脏在这时候已经可以跳到150次/分钟，相当于大人心跳的两倍。在怀孕6周的时候胚胎会发生轻微地转动，但是准妈妈无法感受到这一奇妙微小的变化。

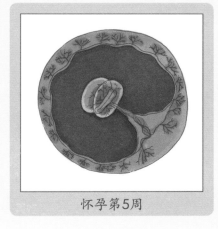

怀孕第5周

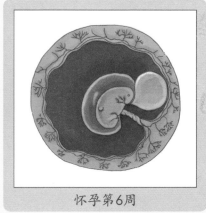

怀孕第6周

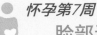

怀孕第7周
脸部逐渐成形

　　进入第7周后，胎儿从头部到臀部的长度为4～5毫米。原先只是雏形的脸部轮廓更为清晰。现在，突起的鼻子已在一张一合地运动，可以清楚地看见小黑点一样的眼睛和鼻孔。胎儿的身体也在发生变化。头部位于脊椎的上方，尾巴变短。手脚变长，可以区分出胳膊和腿，手和肩膀也能够分辨出来。

　　现在胎儿的心脏完全形成，内部器官在快速生长。心脏分为左心室和右心室，以150次/分钟的速度跳动。胎儿的肚子明显突起，这是肝脏的雏形。肺部形成支气管。胃和肠初显雏形，盲肠和胰腺也已形成。

怀孕第8周
可爱的"小葡萄"

　　这时候的胚胎长14～20毫米。从现在开始，胎儿将迅速生长，速度丝毫不亚于孕早期心脏和大脑的发育速度，并在几周中显现出明显的轮廓。皮肤像纸一样薄，血管清晰可见。耳朵的外耳也在逐渐成形，眼睑、鼻子和上嘴唇开始显露出来。睾丸或卵巢等生殖器官组织在这时开始形成。胎儿手指和脚趾之间隐约有少量蹼状物。由于骨髓还没有形成，肝脏来代替产生大量的红细胞，直到骨髓成熟后来接管肝脏的工作。

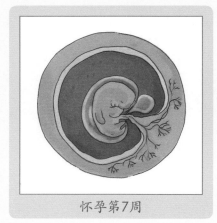

怀孕第7周

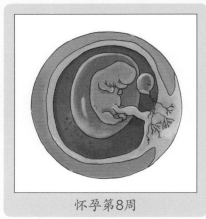

怀孕第8周

怀孕第9周
进入胎儿期

进入怀孕的第9周，胎儿的小尾巴逐渐消失，背部逐渐变直。胳膊渐渐变长，胳膊肘形成并能够弯曲，手指和指纹逐渐形成。可以区分大腿和小腿，脚趾也已形成。随着肌肉的逐渐发育，如果进行超声波检查，可以感觉到胎动。

胎儿基本的面部轮廓形成，面部肌肉逐渐发达。几周前开始生长的眼睑渐渐覆盖眼睛，外耳的轮廓清晰可见。上嘴唇开始形成，连接头和躯干的颈部越来越清晰。

怀孕第10周
胎盘开始形成

怀孕第10周的时候，胎儿的形状像扁豆荚。胎儿的眼皮还是黏合在一起，直到27周以后才能完全睁开。手腕已经成形，脚踝开始发育完成，手指和脚趾清晰可见，手臂更长而且肘部变得更加弯曲，耳朵完全成形。现在，胎盘开始形成，可以支持产生激素的大部分重要功能。胎盘具有五大功能，即气体交换、供应营养、排泄废物、防御及内分泌作用。足月妊娠的胎盘重500～600克，大约是新生儿体重的1/6，直径达16～20厘米，厚约2.5厘米。

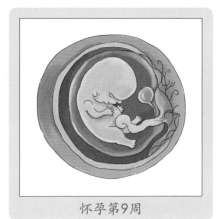
怀孕第9周

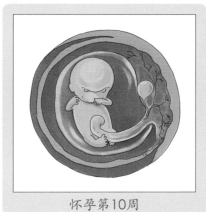
怀孕第10周

怀孕第11周
骨骼逐渐变硬

进入孕11周，胎儿细微之处已经开始发育，他（她）的手指甲和绒毛状的头发已经开始出现。胎儿维持生命的器官如肝脏、肾、肠、大脑以及呼吸器官都已经开始工作。本周已能够清晰地看到胎儿脊柱的轮廓，脊神经开始生长。从现在开始，胎儿的骨骼细胞发育加快，肢体慢慢变长，逐渐出现钙盐的沉积，骨骼变硬。从本周开始，胎儿在今后的6个月中的主要任务就是让自己长得又结实又健康，为将来出生后能够独立生存做准备。

怀孕第12周
初具人形的胎儿

从怀孕第10周至第12周，胎儿的生长速度惊人。身体增大了将近2倍，面部的模样基本形成。这一时期虽然没有长成新的器官，但是巩固了几个星期前初长成的身体器官。胎儿的肌肉已经非常发达，可以在羊水里自由活动。借助多普勒仪可以听到胎儿心跳的声音。胎儿的手指和脚趾都已分开，长出手指甲与脚趾甲。胎儿身体各处的毛囊开始生成。另外，生殖器官完全成形，可以区分出胎儿的性别。

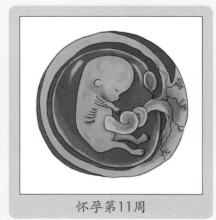

怀孕第11周

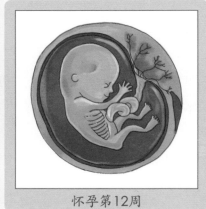

怀孕第12周

怀孕第13周
对声音有反应了

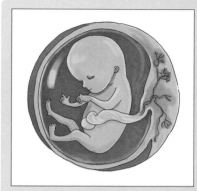

怀孕第13周

本周胎儿的脸部几乎完全形成。这时眼睛在鼻子旁边找到了位置，耳朵也在头的两侧安了家。眼睑依然覆盖着眼睛，但是眼睛已经完全长成。胎儿对妈妈肚子里发出的声音有了反应，会四处蠕动。隔着腹部触摸胎儿的手，手就会缩回去；触摸胎儿的脚，脚也会缩回去。刺激胎儿身体的任何部位，胎儿的大脑都会有知觉，指示受刺激的部位做出反应，这就是条件反射。胎儿的身体组织和各个器官以更快的速度成熟起来。脏器最初只是巨大的脐带形态，现在开始向胎儿腹部凹陷的部位移动。

怀孕第14周
胎儿有表情了

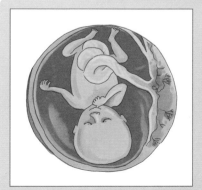

怀孕第14周

在本周，胎儿的手指上已经出现独一无二的指纹。现在，胎儿的皮肤上覆盖有一层细细的绒毛，全身看上去就像披着一层薄绒毯，胎毛有保护胎儿的功能，可以固定胎脂，胎毛在出生前会脱去，取而代之的是较浓较粗的毛发，头发的密度和颜色今后也会发生改变；下颚骨、面颊骨、鼻梁骨等开始形成，耳部伸出；脊柱、肝、肾都已"进入角色"。小家伙已经可以做很多表情了：皱眉、做鬼脸、斜一斜小眼睛。胎儿与准妈妈的联系更加稳固，流产的危险性在减小。

怀孕第15周
开始轻微活动

到怀孕第15周时，胎盘终于完全成形。胎盘保护着胎儿，并供给胎儿所需的营养和氧气。胎盘里面最大的一根静脉，从母体向胎儿提供营养和氧气丰富的血液。两个小一点的静脉，将胎儿体内产生的废物和碳酸气体排放到胎盘之外。羊水里的养分达到一定程度后，胎儿就可以在羊水里自由自在地活动。

如果这时照超声波，可以清楚地看到胎儿的各种活动：随着肌肉的发达，胎儿紧握着拳头，眼睛张开一条小缝，眉头紧皱，小脸蛋皱皱巴巴，偶尔还会吮吸大拇指。这个时候，胎儿的皮肤薄而透明，血管清晰。整个皮肤被汗毛覆盖。并开始长出眉毛和头发，毛囊里产生的色素将决定胎儿头发的颜色。

怀孕第16周
胎动的惊喜

胎儿现在的整个身体几乎为3等份，头部大概有鸡蛋般大小。皮肤上开始长出皮下脂肪。身体的肌肉和骨骼更加结实，汗毛覆盖着全身。神经细胞的数量也和成人相差无几。神经和细胞的连接几乎消失，条件反射也更加准确。胎儿开始对光很敏感，并且出现了呼吸的征兆——打嗝，只不过因为胎儿器官浸在液体里而不是在空气中，所以听不见打嗝的声音。

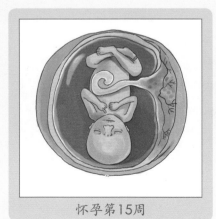

| 怀孕第15周 | 怀孕第16周 |

怀孕第17周
循环系统开始工作

胎儿在这一周机体器官发育更完善。他（她）还能不断地吸入和呼出羊水了。并且能够在妈妈的子宫中玩耍。脐带是他（她）最好的玩具，他（她）有时会拉它，抓它，有时甚至拉紧到只能有少量氧气进入。可是，这对他（她）并无大碍，要知道，胎儿自己会有分寸的，他（她）不会让自己一点氧气和养分都没有。

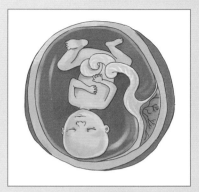

怀孕第17周

怀孕第18周
活动越来越频繁

18周的胎儿身长大约有24.3厘米，体重约231.9克，胎儿此时小胸脯一鼓一鼓的，这是他（她）在呼吸，但这时的胎儿吸入呼出的不是空气而是羊水。胎儿指尖处和脚趾上的肉垫已经形成，并开始出现了独特的漩涡或螺纹状的指纹。他（她）已经能够很协调地操纵双手，甚至把手放入口中。现在胎儿非常活跃，经常戳、踢、扭动和翻转。胎儿的眼睛移到了正常的位置，理论上认为，为了保护眼睛，他（她）的眼睑要在第24周后才会张开。胎儿18周的时候，如果是女孩，她的阴道、子宫、输卵管都已经各就各位；如果是男孩，他的生殖器已经清晰可见，当然有时因胎儿的位置的不同，小小的生殖器也会被遮住。

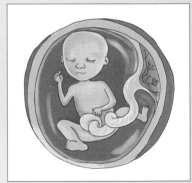

怀孕第18周

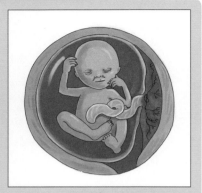

怀孕第19周

怀孕第19周
感觉器官迅速发育

到了怀孕第19周，胎儿的表情也变得极为丰富：皱皱眉头，转动眼球，或者面露哭相。头发变得粗硬，数量也倍增。虽然眼睑还覆盖在眼球上，但是视网膜已能感觉到光线的存在，受到妈妈肚子外面的光线照射时会感到刺眼而皱起眉头。眉毛和睫毛也开始生长。

19周的时候，胎儿最大的变化就是感觉器官开始按照区域迅速地发展。味觉、嗅觉、触觉、视觉、听觉从现在开始在大脑中专门的区域里发育，此时神经元的数量减少，神经元之间的连通开始增加。大脑和脊椎在这一时期也得到了最大限度地发育。

怀孕第20周
具备全部神经细胞

在本周，胎儿大约有28厘米长，重量约343克。一层乳白色的皮脂像保护膜一样裹住胎儿，保护胎儿的皮肤不受羊水的刺激，在分娩时也帮助胎儿顺利通过产道。在这周，胎儿长出细细的胎发，肾脏已能够制造尿液，一种深绿或黑色的黏物质组成了胎儿的第一块"脏尿布"。这个时期是胎儿感觉器官发育的顶峰时期，视觉、听觉、味觉、嗅觉等各类感觉器官的神经细胞得到全面发展。经过这个时期，胎儿将会具备人体应有的全部神经细胞，之后神经会变大，结构也更为复杂。连接各个神经的肌肉也得到发展，这时胎儿会在羊水里任意伸展身体，用手抓东西，并且可以转动身体。

怀孕第21周
消化器官日渐发达

这个时期胎儿的消化器官日渐发达，小家伙吞咽羊水时，其中少量的糖类可以被肠道所吸收，然后再通过消化系统运送到大肠。当然，几乎所有的营养成分仍然通过胎盘运送给胎儿。

胎儿身体上胎脂的分泌逐渐增多，皮肤光洁稚嫩。胎脂保护着长时间停留在羊水里的胎儿的皮肤。从怀孕第20周开始皮脂腺分泌的胎脂厚厚地堆积在眉毛的上边，使眉毛异常柔软。此时胎儿的皮下脂肪还不足，皮肤显得又红又皱，身上的肌肉需要逐渐地生长。

胎儿现在生长发育增快，特别是脑部的发育，不仅重量增加，而且脑细胞数量也开始迅速增加。同时，胎儿内脏系统开始分化，开始形成循环功能及肝、肾功能。不过由于胎儿各系统功能的加强，使准妈妈的负担也加重了，需求和消耗都增大了很多。

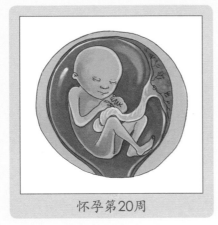

怀孕第20周

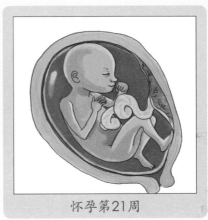

怀孕第21周

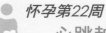
怀孕第22周
心跳越来越有力

　　到目前为止，胎儿的骨骼已经完全长成。如果通过X光进行透射，能够清晰地看到头盖骨、脊椎骨、肋骨、臂骨和腿骨等，而且胎儿关节也相当发达。随着胎儿神经纤维的联结，同时长出了肌肉，增加了力量，胎儿的动作也越来越有目的和更协调。他通过运动来增强自己的肌肉，提高运动神经的能力并加强骨骼强度。

　　胎儿的眼睑和眉毛几乎已经完全形成，指甲已变长并覆盖住手指头的末端，指纹也越来越明显。耳朵也已完全形成，开始对外界的声音产生反应，能听见妈妈血管中血液流动的声音，以及胃里食物消化的声音等，也能听见从子宫外面传来的声音。

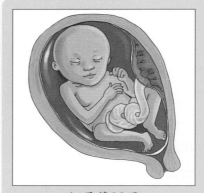
怀孕第22周

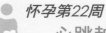
怀孕第23周
具备微弱的视力

　　这时的胎儿开始越来越像一个小小的人儿了。手指甲已经完全长成。虽然脂肪开始积累但皮肤还是松松的。胎儿在这时候还会不断地吞咽，但是他（她）还不能排便，直到出生后他（她）才会自己独立完成这件事情。

　　现在，胎儿的嘴唇部位变得鲜明；眼睛也有了一定程度的发育；眉毛和眼睑在各自的位置上扎根；牙龈线的下面是牙齿

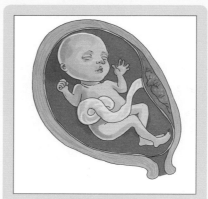
怀孕第23周

的雏形，妊娠中期生成的牙齿将会继续发育，到出生后6个月左右会长出白色的乳牙。另外，形成激素所必需的脾脏也在快速发展。胎儿的日常运动包括手指、足尖、胳膊及腿部等肌肉的锻炼，结果是准妈妈会感觉到更强有力的胎动。胎儿手足的活动逐渐增多，身体的位置常在羊水中变动，如果出现臀位，准妈妈也不必害怕，因为此阶段胎位并没有固定。

怀孕第24周
为呼吸做准备

胎儿这时候在妈妈的子宫中占据了相当大的空间，身体的比例开始匀称。皮肤薄而且有很多的小皱纹，浑身覆盖了细小的绒毛。此阶段胎儿脑部快速发展，虽仍从胎盘获得氧气，但他（她）的肺部也在发展且分泌"润滑剂"即肺泡表面活性物质的能力，这种物质可以使胎儿呼气时，肺部的气囊不致压扁或粘在一起。胎儿经常张开嘴喝羊水，然后又吐出来。脐带或手指在嘴边时，脸就会反射性地转过去。通过这些动作，胎儿为出生后，肚子饿时自觉寻找妈妈的乳头打下了基础。这时胎儿对外界传来的声音更加敏感，因为已经在妈妈肚子里接触到了外界的各种声音，所以出生以后不会被一般的声音所惊吓。

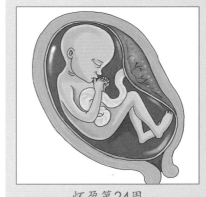

怀孕第24周

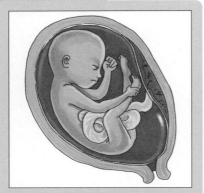

怀孕第25周

躯体快速成长

　　胎儿的味蕾正在形成，他（她）已经可以品尝到食品的味道了。胎儿的传音系统基本发育完成，眼睑的轮廓较清楚。胎儿在这时候大脑细胞迅速增殖分化，大脑体积增大。胎儿的骨头还是在骨化阶段，同上一周相比，胎儿的体重增加大约100克，躯体快速生长，逐渐填满整个子宫。虽然现在皮肤还不能分泌脂质，褶皱较多，但已经开始发生质变。曾经透明得能够看到血管的皮肤开始泛出红光并逐渐变得不透明。遍布在皮肤上如绒毛一般的胎毛顺着毛根的方向形成倾斜的纹理。

怀孕第25周

怀孕第26周
开始练习呼吸

　　胎儿身长约为35厘米，体重约919克。胎儿的皮下脂肪已经开始出现，但这时候的胎儿依然很瘦，全身覆盖细细的绒毛。26周的胎儿开始有了呼吸，但不是呼出、吸入真正的空气，主要是因为胎儿的肺部还没有发育完全。胎儿在这时候已经可以睁开眼睛了，如果这时用手电筒照射腹部，他（她）会自动把头转向光亮的地方。随着耳朵神经的不断发展，他（她）已经可以听到妈妈的声音和感受到周围热闹的世界。嘈杂声太大时宝宝可能会吓一跳呢。

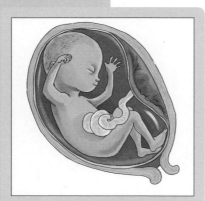

怀孕第26周

怀孕第27周
运动越来越强烈

　　胎儿现在身长大约38厘米，体重约1 150克。胎儿这时候眼睛已经可以睁开和闭合了，至于瞳孔，出生几个月之后才能变为正常的颜色。向前看时也有了焦点。另外到达耳部的神经网完全形成，开始对声音有一定的反应。同时有了睡眠周期。胎儿大脑活动在27周时非常活跃。大脑皮层表面开始出现特有的沟回，脑组织快速地增长。胎儿在这时已经长出了头发。宝宝开始可以分辨妈妈和爸爸的声音，不过听得不是很清楚，因为他（她）的耳朵被胎脂包围着。

怀孕第28周
脑组织更加发达

　　到了怀孕第28周，胎儿开始有规律地活动：有规律地睡觉和起床，开始吮吸手指，做出抓脐带等动作，纵情玩耍，特别调皮。虽然胎儿现在还没有完全发育成熟，但由于肺部在某种程度上已经能够发挥作用，因此即使早产也有存活的可能性。这段时间，胎儿将会快速长大，占据子宫内更多的空间。这一时期的最大特征就是胎儿的脑组织更加发达。胎儿的头部明显长大，脑组织的数量也有所增加，大脑特有的皱褶和凹槽形成。同时，脑细胞和神经循环系统的连接更加完善。头发渐渐变长，随着皮下脂肪的增加，身体发胖。

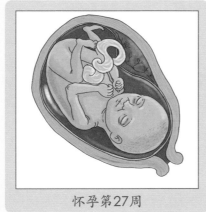

怀孕第27周

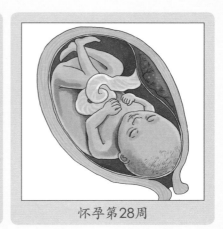

怀孕第28周

怀孕第29周

睁开眼睛看世界

怀孕第29周时，胎儿的眼睛完全睁开，并能够看到子宫外的亮光。原来长满胎儿全身的胎毛开始渐渐减少，只有肩膀和背部等极少的部位仍然长着胎毛。随着脂肪层的生长，皮肉开始变厚。眉毛和睫毛已经完全长成，头发和指甲也开始慢慢增长。胎儿的体重在本周开始飞速增长，大脑、肺和肌肉也在继续发展。这时大脑发育迅速，头也在增大，听觉系统也发育完成，对外界刺激反应也更为明显。在某种程度上他（她）甚至可以调节自己的体温了。

怀孕第30周

大脑快速成长

进入孕30周，胎儿现在约重1 500克，从头到脚长约40厘米。这个时期胎儿的大脑快速成长，头部也随之变大。虽然自行呼吸和保持体温尚有困难，但基本的身体器官和各自功能大部分已经具备，这时如果发生早产，存活的可能性较大。如果胎儿是男孩，则他的睾丸会向阴囊移动；如果胎儿是女孩，她的阴蒂会变得比较明显，阴蒂还在小阴唇的外侧，但在分娩数周之前会进入小阴唇的内侧。

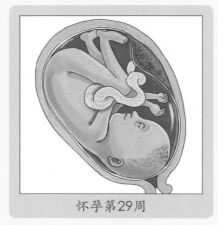

怀孕第29周

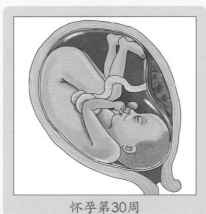

怀孕第30周

怀孕第31周
眼睛时开时闭

到妊娠第31周，胎儿反复练习睁眼和闭眼，在一定程度上能辨别黑暗和光明。但是胎儿的视力尚不能像成人那样能看得很远，视野一般20～30厘米。腹部外面有亮光，胎儿的头就会转向亮光，并且为了触摸亮光还会伸手。这时胎儿的肺和消化系统几乎完全形成。羊水量也增加。但是，从这时开始，由于胎儿变大，子宫内的空间变窄，使得羊水量慢慢减少。胎儿在羊水里充分地鼓起肺部，不断地呼气和吸气，为出生后的呼吸做准备。通过超声波可以看到横膈膜在动。胎儿从羊水中摄取水分，然后形成尿液排泄。

怀孕第32周
越来越像婴儿了

到了这一周，前期非常活跃的胎动开始明显缓慢。随着胎儿越来越大，日渐拥挤的子宫使得胎儿的活动减少。子宫内部的可用空间窄小，于是胎儿不再翻来覆去大幅度地活动，而是代之以左右转动脑袋等一些小动作。胎儿现在的四肢和头部大小的比例适中，具备即将出生的婴儿的模样。另外皮下脂肪继续生长，身体变得胖嘟嘟的，各个器官更加成熟。手、脚的指甲都已经长齐，肺部仍在不断地发育。虽然胎儿的骨架已完全形成，但骨头还是柔软的。

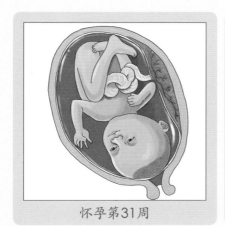
怀孕第31周

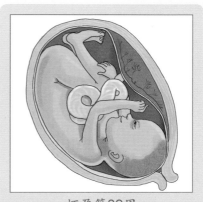
怀孕第32周

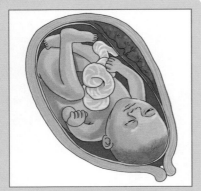

怀孕第33周

怀孕第33周

发育接近成熟

　　胎儿现在的头骨很软，每块头骨之间有空隙，这是为胎儿在生产时候头部能够顺利通过阴道做准备。但是胎儿身体其他部位的骨骼已经变得很结实，继续积蓄皮下脂肪，皮肤也不再又红又皱了。除了肺部之外，胎儿其他身体部位的发育基本停止。为了活动肺部，胎儿吞吐羊水，继续做呼吸练习。

　　胎儿若是男婴，此时他的睾丸从腹部进入阴囊。也有的胎儿直到产后，1个或2个睾丸都不能到达正常位置。不过，睾丸没有到达正常位置也不必太过担心，到宝宝周岁时睾丸一般都能归位。

怀孕第34周

为分娩做好准备

　　胎儿的皮下脂肪形成后将会在出生后用来调节体温。胎儿皮肤上的胎脂越来越厚，而胎毛几乎全部脱去。此阶段多数胎儿做好了降生的准备姿势——脑袋冲下。第34周的胎儿的中枢神经系统继续发育，肺部已经发育得相当良好，即使离开妈妈的子宫也可以生存。每天胎儿都排出大约600毫升的尿液。

怀孕第34周

怀孕第35周
肾脏发育完全

　　此时胎儿体重已经达到了2 000克，身长45厘米左右。胎儿现在身体各部分都在积蓄脂肪，尤其是肩部。由于胎儿快速生长，子宫变得很挤，胎儿运动减少，但他（她）正变得越来越强壮和有力。肾已经发育完全，肝也开始具备排毒能力。胎儿的手指长出指甲，到出生时，成为完整的指甲。胎儿在子宫内活动胳膊有可能将自己抓伤，所以，我们会看到有的新生儿的脸上有指甲划破的伤痕。胎儿的肤色随着白色脂肪的堆积，变成粉红色，随着脂肪层的生成，胎儿皮肤上的褶皱逐渐减少，同时，曾经覆盖在皮肤上起保护作用的胎脂也渐渐变厚。

怀孕第36周
胎动减少了

　　此时胎儿的体重大约2 500克，身长约47厘米。胎儿这时进入了准备出生的阶段，身体的各个器官完全发育成熟，等待降生时刻的到来。不过，虽然现在肺脏已经完全成熟，但仅靠自身的力量还不能呼吸。胎儿的胎毛几乎全部消失，仅在肩膀、胳膊、腿或者身体的褶皱部分还残留一些。皮肤变得细腻柔嫩，皮肤被胎脂所覆盖，便于胎儿顺畅地从产道里滑出。胎儿的头骨之间尚可相对地移动和交叠，这有利于他（她）顺利通过产道。

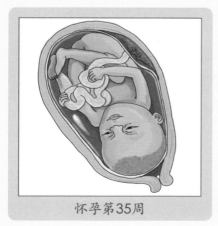

怀孕第35周

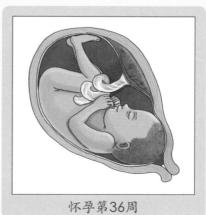

怀孕第36周

怀孕第37周

胎头降入骨盆

　　本周胎儿身长50厘米左右，体重约3 000克。胎儿的头现在已经完全入盆，如果此时胎位不正常的话，那么胎儿自行转动胎位的机会就已经很小。如果医生发现这样的情况，通常会建议采取剖宫产。胎儿这时候的头发又长长很多，此时准妈妈不必对胎儿头发的颜色或疏密过多的担心，胎儿在出生后随着营养的补充，头发自然会变得浓密光亮。

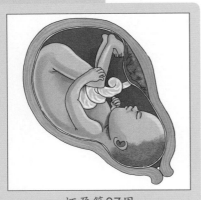

怀孕第37周

怀孕第38周

随时准备出生

　　胎儿的体重达到了3 200克，身长大约为51厘米。胎儿的身体几乎充满了整个子宫，背部弯成弓形，双手向前合拢。胎儿的头现在已经完全入盆，这样的位置有利于宝宝有更多的空间放自己的小胳膊和小腿。由于胎盘里分泌的激素的影响，胎儿的胸部都会鼓起来，这种现象出生后就会消失。胎儿身上覆盖的一层细细的绒毛和大部分白色的胎脂逐渐脱落，胎儿的皮肤开始变得光滑。他（她）虽然生长速度比之前有所下降，但仍在努力囤积体脂，大脑和肺部仍未发育成熟。

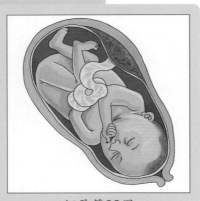

怀孕第38周

怀孕第39周
身体各器官发育完成

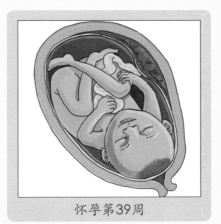
怀孕第39周

胎儿的体重在本周会继续增加，但不会增加太多。脂肪的储备会让宝宝在出生后进行体温调节。胎儿此时身体各器官都发育完成，肺是最后一个发育成熟的器官，通常是在宝宝出生后几个小时内肺才建立起正常的呼吸方式。随着现在营养给予的提高，宝宝出生时体重越来越重，有的宝宝出生时体重可以到4 000克以上。男孩出生时的体重会比女孩重一些。胎儿在本周的活动越来越少了，似乎安静了很多，这难免加重准妈妈的担忧，这都是正常现象不必担心，胎儿活动减少的原因主要是因为胎儿的头部已经固定在骨盆中。

怀孕第40周
宝宝即将出生

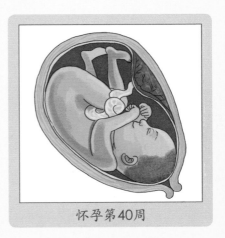
怀孕第40周

40周时出生的宝宝平均体重为3 400~4 000克，身长约51厘米。刚出生的宝宝头部通常都是暂时的畸形（通过产道时挤压所致），浑身覆盖着胎脂和血液，还可能肤色不匀，有胎记或皮疹。通常宝宝都会在本周出生，但是也会提前或推后两周。如果宝宝比预产期推后两周依然没有要出生的迹象，要到医院咨询医生，因为胎儿过熟，有时也会有危险。虽然分娩主要是通过妈妈的痛苦与努力完成的，但宝宝也付出了相当大的努力。为了从狭窄且弯曲的产道里挤出，配合子宫的收缩和妈妈的用力，宝宝也在不停地转动身体、变换姿势。

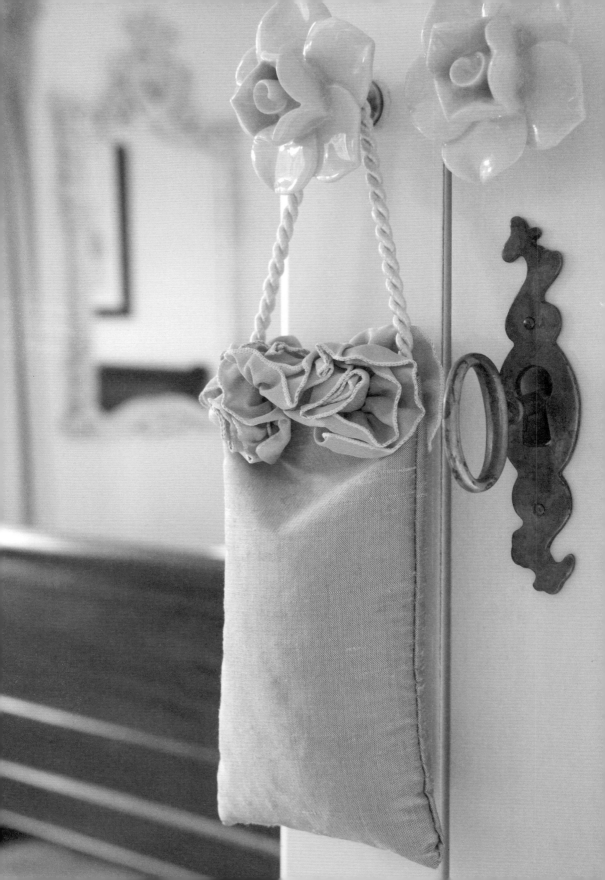

PART

01

怀孕第1个月：
冲锋陷阵，我打败了3亿个竞争对手

第1个月，对于准妈妈来说是充满了惊喜与奇妙的开始，

小生命的存在成了准妈妈生活的全部。

从现在开始，为了这个新生命的健康成长，

准妈妈要开始准备为腹中的宝宝"服务"了。

孕1周
1月1日

我从哪里来

精子和卵子神奇相遇的过程，起始于一个像微粒一样小的卵子与一个精子（从数千万个选手参加的竞争中唯一的获胜者）的结合。

为了这次约会。卵子和精子都各自经历了令人难以置信的、艰辛的、充满失败的旅程。如果它们成功了，它们的结合便创造出一个含有双亲遗传信息的细胞，就是这个细胞构成了一个新生命独一无二的发育蓝图。

卵子首先出现

一个女人的一生中约有200万个原始卵泡。从出生的那一刻起，原始卵泡就开始退化，到青春期只剩下约30万个。而且，一生中仅有400～500个卵泡成熟，在排卵期排出卵子。大多数女性在垂体分泌的黄体生成素（HL）的作用下，每月排卵一次。每个月有5～15个卵细胞开始发育，形成一个个充满液体的小囊，成为卵泡。通常只有一个卵泡发育成熟，此时，雌激素被释放进入血液，终止其他卵泡的发育。雌激素同时也引起子宫内膜的增厚，形成血管丰富的厚垫子，为胚泡的植入做好准备。

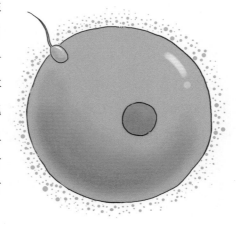

关键的排卵期

♛ 排卵是如何发生的

排卵的时间大约在月经周期的中间，这时候卵泡突于卵巢表面，最后卵泡破裂，卵子从卵泡中排出。破裂的卵泡壁在卵巢内形成黄体，黄体可分泌维持胎儿生长的黄体酮。

当卵子排出后，随即被位于附近的输卵管末端吸入输卵管。卵子在毛发一样的微小突起——纤毛的推动下向子宫移动，一般在输卵管的外1/3部位，即靠近卵巢的部位，卵子与精子相遇而受精。

若卵子未受精，黄体在排卵后9～10天开始退化，黄体酮的量急剧减少，子宫内膜脱落，进入月经期。然而，如果卵子受精，黄体酮的分泌量将增加，子宫内膜继续增厚。

♛ 排卵的信号

进入排卵期后，女性在生理上会出现一些特定变化。

在排卵期前后，阴道分泌物的变化最为明显。女性在月经周期前半期，阴道分泌物较少、黏稠且不透明。随着排卵期的临近，阴道分泌物逐渐增多，呈乳白色，质稀薄。待到排卵期时，分泌物明显增多，较清亮，可呈水样透明。这时，女性常会感到阴部潮湿，用手纸擦拭阴部时，可发现有鸡蛋清样的条状黏液。这种情况会持续2～3天。

排卵时，部分女性会感到肛门有坠胀感或下腹隐痛。这是因为成熟的卵子在排出卵巢时，要冲破包裹在其表面的一层薄膜（卵泡膜），卵泡内的少量液体会同时流入腹腔、盆腔，这些液体刺激腹膜和肛周组织导致隐痛感。这些症状一般会在几个小时后自行消失，少数人可持续2～3天。

部分女性在排卵期会出现乳房胀痛或乳头刺痛，甚至不能被触碰，这种情况可能与排卵期雌激素水平增高有关，有时这样的感觉会一直持续到下次月经来潮。如果出现此症状，应先行至乳腺科就诊，排除乳腺增生症等疾病可能。

在排卵前后，由于女性体内激素的分泌有较大波动，部分女性可因子宫内

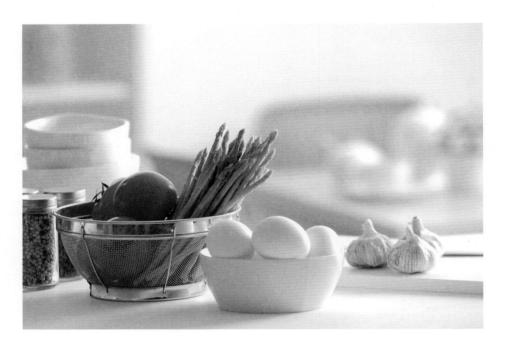

膜的小范围脱落，形成少量阴道流血。如果出现这种情况，最好求助于专业医师，先排除女性生殖系统疾病的可能，然后才能把它归为正常的生理表现，称之为排卵期出血。一般说来，其出血量较少，色暗，偶尔淡红，有的仅为咖啡色分泌物，在持续2～3天后自行停止，最多不超过5天。此外，在这段特殊的日子里，部分女性还会出现食欲下降、精力旺盛、性欲增强等表现。

激烈的精子竞赛

♛ 精子的形成

精子经过有丝分裂后，形成64个初级精母细胞。初级精母细胞再经过减数分裂，成为两个次级精母细胞，每个次级精母细胞再经过一次成熟分裂，成为两个精原细胞。到最后，每个精原细胞就变成了256个精细胞。在分裂的同时，精子细胞已逐渐移动至曲细精管管腔，并且形态上转变为有头、有尾的精子。这段分裂持续的时间大约要64天，随后精子慢慢沿曲细精管进入附睾，停留2～3周后发育成具有运动和受精能力的成熟精子。

♔ 精子的质量

精子的活力左右着它与卵子相遇的可能性。如果精子活动能力强，可以穿透宫颈黏液，进入输卵管并与卵细胞结合，女性就能够怀上宝宝。精子的活动强度可以分为3级，1级精子只能原地活动，2级精子可以呈曲线形运动，3级精子可以直线快速前进。3级精子的活力最强，最有可能接触到输卵管壶腹部与峡部连接点的卵子，使女性成功受孕。

卵子在排出20小时后便开始老化，精子也是一样，它不可能长时间地在阴道中存活，精子的最长存活时间为3～4天。正常男子一次射精可以排出数千万甚至上亿个精子，但是这些精子中只有一小部分可以继续生存，大部分的精子会在女性生殖道中因失去活力而死亡。

♔ 精子与卵子的邂逅

准妈妈已经进入排卵期，成熟卵子排出的同时，整个生殖系统也做好了受孕的准备。通过男女之间的性爱活动，男性的精子进入女性体内，与母体的卵细胞结合，形成受精卵（也称合子、孕卵）的那一刻起，就意味着一个新生命的诞生。众多精子经过子宫到输卵管，要走过18厘米长的路程。只有一小部分能进入输卵管，与卵子相会。

精卵相遇时，卵子会吸住一大群精子。众多的精子会努力穿过卵子的表层，但最终只有一个精子能进入卵细胞内，与卵细胞融合。精子进入卵子内后，便失去了自己的尾巴，头部的细胞核开始增大。

接着，两个细胞核逐渐靠近，然后接触，最后融为一体，这时，新生命的第一个细胞诞生。母体内的受精卵会开始变大，在母体子宫内行进3～4天，准备"着床"——驻扎进妈妈的子宫膜内。

一段奇妙的旅程

受精卵借助输卵管蠕动和纤毛推动从卵巢离开而后抵达子宫要花6～7天的时间，在穿越输卵管的旅程中得到了输卵管内纤毛（像绒毛一样）的帮助。输卵管也为正在发育中的受精卵提供营养，并清除掉细胞分裂时所产生的废物。在这个时期，受精卵经历了几个发育阶段。

从受精卵发育成胚泡

受精卵分裂，再分裂，形成一个针尖大小、由16～32个细胞组成的实心球，这个实心球成桑葚胚。桑葚胚每15小时分裂一次，经过大约90小时后到达子宫，此时大约含64个细胞。在这些细胞中，仅有少数的细胞发育成胚胎，其余的细胞在子宫内形成胎盘和包在胎儿周围的羊膜。

桑葚胚逐渐从实心球变成充满液体的囊状胚泡。胚泡的外面一层大而扁平的细胞，成为滋养层细胞，这些细胞后来发育成胎盘。胚泡里面有一小群细胞，称为内细胞群，将来发育成为胚胎。

在发育早期，受精卵仅含有几个细胞，这些细胞中的每个细胞都具有发育成一个胚胎的潜能。如果受精卵一分为二，就会形成同卵双胞胎。

植入子宫

排卵以后5～7天，黄体酮的分泌达到高峰，刺激子宫黏膜内的血管大量增长，此时胚泡正好到达子宫准备植入。在这个时期，胚泡的直径大约0.2毫米。胚泡在子宫内自由自在地漂浮数天，并一直在发育。大约在排卵后的第9天，滋养细胞的海绵状突起深入子宫内膜，使胚泡黏着于子宫壁。滋养细胞发育成为绒毛膜的绒毛，以后即形成胎盘的一部分。偶尔，胚泡植入可引起少量的出血，称为点状出血。

如果胚泡植入失败，胚泡被随后来临的月经清除掉，该妇女完全察觉不到这次受孕。

♔ 获得营养

在植入阶段，胚泡已经含有数百个细胞。胚泡分泌一种蛋白酶穿过了子宫内膜，分解子宫内膜组织。子宫内膜将为胚泡提供血液供应和营养。如果子宫内膜偶尔不能为胚泡提供足够营养的话，就会发生流产，其症状就好像这次月经流血较多一样。

♔ 下一步进程

胚胎牢固地植入子宫内膜大约需要13天，此时也有可能发生流产，但发生的机会要比植入初期少一些。胚胎开始分泌孕激素，促使子宫内膜增厚。在这个时期，胚胎最早生成的器官开始形成，神经系统开始生成，随后是心脏的生成。第13天也是胚胎分裂形成两个胚胎的最后时段，如果胚胎分裂发生延迟，则可出现连体双胞胎。

双胞胎和多胞胎妊娠

近20年来，由于特殊营养和辅助受孕技术的大量应用，使得双胞胎（多胞胎）妊娠的发生率明显上升。

怀双胞胎的自然概率为1/35，怀多胞胎的自然概率为1/4 500。然而，现在大多数三胞胎或三胞胎以上的妊娠是治疗不孕症的结果。在体外受精术的过程中，通常应用药物刺激卵巢排出多个卵子，形成多个胚胎。医生建议仅保留一个或两个胚胎即可，以减少多胞胎发生的概率。

♛ 同卵双胞胎和双卵双胞胎

大约1/3的双胞胎是同卵双胞胎——学术术语为单卵孪生,2/3的双胞胎为双卵双胞胎——学术术语为双卵孪生。同卵双胞胎是在正常受孕的情况下,由一个卵子和一个精子受精发育而成,受精卵一分为二,发育成两个胚胎。如果受精卵分裂发育成三个胚胎,则称同卵三胞胎,以此类推。同卵双胞胎可以共同拥有一个胎盘和羊膜囊,或每个胎儿拥有各自的胎盘和羊膜囊,但是每个胎儿拥有各自的脐带。同卵双胞胎两个胎儿的遗传基因相同,血型也相同。

双卵双胞胎由于排卵时排出一个以上的卵子所产生,即一个卵巢一次排出两个卵子或两侧卵巢同时各排出一个卵子。每个卵子分别受精,形成两个具有不同遗传特征的胚胎。它们的性别相同或不同,相貌相似或不同。

三胞胎、四胞胎和四胞胎以上可以是同卵性和多卵性胎儿的混合形式。例如,三个(或四个或四个以上)卵子同时受精,形成多卵三胞胎;或者一个受精卵分裂形成同卵双胞胎与另一个受精卵形成单胞胎共同构成三胞胎;或者由一个受精卵分裂成三个胚胎,形成同卵三胞胎。

♛ 遗传因素

一个影响怀有双胞胎的因素是孕妇的年龄。35岁以后,怀有同卵双胞胎的机会增多。然而怀有双卵双胞胎的概率在35岁之前是上升的,但35岁以后逐渐降低。这可能是由于年龄关系,如本身自然分泌的排卵雌激素较多,就会引起卵巢每个月排出多个卵子。

怀有双胞胎的机会也会随着怀孕次数的增多而增加,似乎25%～30%的多子女的高身材妇女更容易怀双胞胎。双卵双胞胎也具有母系家族性的倾向。

孕3周
1月15日

我长得像爸爸还是像妈妈

每个人都是父母的结晶，孩子的长相、身材、肤色甚至声音，都能从父母亲那里找到源头，这就是遗传的力量。父母亲在结合时，会将自身的遗传基因共同授予那个新的生命，这就是为什么子代与父代有那么多相似之处的原因。

遗传的基本规律

子女身体上的许多性状都是由父母遗传而来的。因此，子女的相貌、行为，甚至喜好常常酷似父母。那么，父母是通过什么将他们的很多性状传给下一代的呢？

♛ 基因

人的身体是由数以百万计的细胞组成的。所有的这些细胞都是受精卵的拷贝，所以人是由受精卵发育而来的，每一个细胞的细胞核均含有全部基因的拷贝。当人还是胚胎的时候，基因指导着身体各器官的形成，并决定其功能。

基因是DNA（脱氧核糖核酸）分子上具有遗传效应的特定核苷酸序列的总称。基因位于染色体上，并在染色体上呈线性排列。基因不仅可以通过复制把遗传信息传递给下一代，还可以使遗传信息得到表达。

DNA影响一个人的容貌。人的眼睛和视力、头发的质地、鼻子的形状、血型、骨骼结构和许多其他特征都是由他的基因决定的，他的基因继承了父母的遗传，而父母的基因又是从他们的父母那里继承来的。人体由数百万个细胞组成，每个细胞大约含3万个基因。因此，不难想象基因是多么微小，甚至在高倍显微镜下也难看到。所有这些基因共同协力，使每个人在这个世界上都是独一无二的。

现代医学研究证明，除了外伤之外，几乎所有的疾病都和基因有关系。不同的基因型对环境因素的敏感性不同，敏感基因型在环境因素的作用下可引起疾病。另外，异常基因可以直接引起疾病，这种情况下发生的疾病为遗传病。

♛ 染色体

人体最基本的单位是细胞。细胞里最主要的遗传物质是染色体，它是遗传的物质基础。人类的染色体有23对即46条。染色体有常染色体和性染色体之分，前22对为常染色体，第23对为性染色体。而遗传基因就排列在染色体上。在遗传基因中，有的是健康的，有的是有缺陷或带疾病的，父母一般就是通过染色体把遗传基因传给下一代。

遗传对宝宝的影响

宝宝像爸爸还是像妈妈？是不是聪明漂亮又健康？是男孩还是女孩？宝宝出生之前，这些问题难免要在家庭日常话题中占据一席之地。夫妻双方的遗传基因，将决定未来宝宝的性别、智力、体质、外貌等很多方面。

♛ 优生和遗传

众所周知，子女的各种素质与父母遗传相关，孩子身体素质要受到多种因素控制，如环境因素、营养条件、生活习惯、工作性质等多方面因素，影响到孩子的发育。当

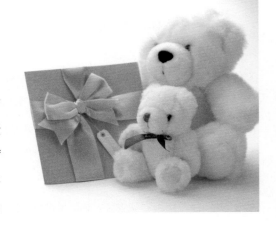

然，环境对遗传的影响也是不容忽视的，在人类遗传史上，某些遗传特性是很稳定的，血型、指纹等是不可改变的，又如精神分裂症、哮喘病患者，环境因素作用占到20%，遗传效应可占到80%，也有的遗传病占比重不多。

通过了解遗传与优生学知识，通过专门医院咨询，现代医学技术给人们提供了尽量利用外部环境条件因素，来补救遗传缺陷，防止因环境因素而造成下一代的身心缺陷。

♛ 智力因素

智力以脑组织正常发育为物质基础，大脑的生长发育又离不开先天遗传因素和后天教育因素的双重影响。正常情况下，高智商的父母所生的子女往往智商较高。父母智力高，孩子智力也高，父母智力有缺陷者，孩子有可能表现为智力发育不全、精神缺陷者约达到59%。

遗传因素与后天因素共同决定孩子的智商。社会环境的影响和自身努力，对智商的作用不可低估。后天的教育、训练和营养等因素也会起很大作用。高智商离不开遗传这个基本要素，后天因素则是智商发展的踏板。生育一个聪明伶俐的孩子，首先要保证孩子的大脑完好、无疾患，脑功能正常，才能在后天教育的作用下，获得较高的智商。

♛ 决定性别

生男还是生女，决定胎儿性别的因素是什么呢？

因素一：人体细胞核中的染色体有23对，其中22对是常染色体，一对为性染色体。性染色体分为X和Y两种，决定人类性别的因素就在里面。女性是一对XX染色体，而男性则是两条不同的染色体，即一条X和一条Y组成。

因素二：女性的性染色体是XX，只能形成含有一条X染色体的卵子；男性的染色体是XY，可以形成两种精子，即含X精子或含Y精子。含X精子与卵子结合，就成为XX合子，生成的胚胎就发育为女孩，而含Y精子若与卵子结合，成为XY合子，生成的胚胎发育成男孩。生成受精卵的过程中，形成XX和XY两种合子的机会各占50%。

♛ 最佳育龄

女性最佳的生育年龄为24～35岁。这个年龄阶段的女性身体发育成熟，体质最健壮，精力最旺盛，卵巢功能最活跃，排出的卵子质量最高，受孕后能获得最佳胚胎。而且妊娠期间的并发症少，胎儿发育非常好，分娩的过程也会最顺利。

男性在25～38岁时，身体、心理及智商、情商都趋于完善，性欲也比较旺盛，产生的精子质量最高，可以给下一代遗传较好的基因。如果男性生育年龄过大，所生的孩子先天性畸形和遗传病的发病率也会相应增高。

宝宝可以遗传什么

♛ 身高

孩子的身高有70%取决于遗传，剩下的30%掌握在自己手里。如果父母较高，孩子长成大个子与长成矮个子的比例为3：1。如果父母中一人较高，一人较矮，孩子的身高则取决于其他因素，也可通过后天运动锻炼及饮食等方面而改变。

♛ 肤色

肤色绝对是遗传的特征，也就是说如果父母皮肤都较黑，子女就不会白白嫩嫩的；如果一方白一方黑，子女多半会是中和父母的肤色，当然也不排除偏向一方的情况。

♛ 眼睛

孩子的眼形、大小都遗传自父母。只要父母一方是大眼睛，孩子大眼睛的可能性就会大些。如果父母都是单眼皮，一般情况下孩子也会是单眼皮；双眼皮较单眼皮的遗传是显性的，如果父母两人一方是单眼皮，另一方是双眼皮，宝宝也极有可能是双眼皮。黑色眼睛为显性基因，也就是说，如果你与一个蓝色眼睛的人结合，因为你是黑色眼睛，你的孩子也很有可能是黑眼睛。

👑 长睫毛

长睫毛是显性遗传的特征，只要父母一方有长睫毛，孩子遗传长睫毛的可能性就非常大。

👑 鼻子

父母中一方是挺直的鼻梁，遗传给孩子的可能性就很大。鼻子的遗传基因会一直持续到成年。

👑 耳朵

父母双方只要一方是大耳朵，孩子就极有可能也长着一对大耳朵。

👑 下颌

下颌也是显性遗传，只要父母中一方有较宽的下颌，孩子就可能会有一个一模一样的下颌。

👑 声音

通常来说，儿子的声音像父亲，女儿的声音像母亲。

👑 身材

孩子的身材与父母的身材有着很大的关系。如果父母两人都比较胖，孩子成为胖子的概率为53%。如果父母中有一方肥胖，孩子发胖概率是40%。不过这也不是绝对的，父母基因有发胖倾向的孩子可以通过合理饮食、充分运动让体态变得匀称。

我找到了温暖的小床

　　这个时期胚胎已经在子宫内"着床"。准妈妈已经确定自己怀孕了，在开始享受甜蜜孕程的同时一定会有隐隐的不安：如何保护好腹中的胎儿？这将是准妈妈在将来几个月中一直关心的重点。

胚芽找到了"小床"

　　如果你平时如期而至的月经没有按时来报到，应当意识到自己可能怀孕了。绝大多数准妈妈在此时没有什么感觉，也没有任何反应。而有一些较敏感的女性，则已经开始出现早孕反应。在黄体酮的作用下，会感觉到腹中不适，清晨起床后会出现呕吐，联系最近自己口味喜好吃酸、月经不来等现象，证明体内的胚胎开始给妈妈发信息：我来了！

　　受精卵成为孕卵，在子宫内继续发育，外围的细胞分裂较快，形成囊壁，内部细胞分裂较慢，形成胞块，内外两层之间有了空间，成了充满液体的腔。孕卵停留在子宫内膜上，分泌出酶将覆盖在子宫腔上的细胞破坏，并且在子宫内膜上挖一个小巢似的破口，孕卵就进入这个破口内。完全进入后，内膜表面的缺口会迅速修复，把整个孕卵包裹在子宫内膜中。这一过程，称为受精卵的着床或植入。

　　受精卵着床并不容易，因为母体有排斥的因素：受精卵一半来自母体，一半来自父体，对于母体来说它是半个异物，一旦植入母体，就会遭到母体免疫系统的强烈排斥。这时，幼小的胎盘组织会产生出绒毛促性腺激素和特异性蛋白质等物质，这些物质能协调母体与胚胎的关系，使胚胎安全驻扎下来——别看胚芽小，自我生存的"本事"强着呢！

警惕胚胎的异常情况

怀孕1个月时，由于遗传环境等因素的作用，可能使得胚胎发育出现异常，一般可能会有下列几种胚胎异常的情况出现。

1. 胚胎只是个空囊，里面完全没有胚胎。

2. 子宫里面有胚胎，但胎儿已经停止发育。

3. 子宫里面没有任何东西，很可能是胚胎早已流掉，而准妈妈全然不知。

4. 宫外孕，胎儿不在子宫之内。

虽然可能会有以上胚胎异常的情况出现，但准妈妈也不必过于担心，这些异常都是可以通过医院检查来及时发现的。另外，在确定检查的医院之后，最好在同一家医院接受定期检查并分娩。如果希望采用某种特殊的分娩方法，应从一开始选择能够实施这种分娩手术的医院，并定期到该医院接受检查。

及时发现宫外孕

宫外孕也叫异位妊娠，凡受精卵在子宫体腔以外的任何部位着床者，都称为宫外孕。根据着床部位不同，有输卵管妊娠、卵巢妊娠、腹腔妊娠、宫颈妊娠及子宫残角妊娠等，以输卵管妊娠最多见。输卵管妊娠的发生部位以输卵管壶腹部最多，占55%～80%；其次为峡部，占20%～25%；再次为伞端，占17%；间质部妊娠最少，仅占2%～4%。

宫外孕是最常见的妇科急腹症之一，常常被漏诊和误诊，这就增加了潜在的危险性。比较常见的是输卵管妊娠，在停经后一至两个月内，受精卵及绒毛组织（未来的胎盘）越来越大，从而穿破输卵管。宫外孕患者在早期与正常妊娠没有明显区别，但随着胚胎的长大可以穿破输卵管壁或自输卵管伞端向腹腔流产，造成腹腔内出血，甚至因失血性休克威胁准妈妈的生命。所以，宫外孕要尽早诊断并及时做出相应处理。

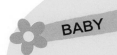

孕期生活全记录

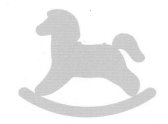

怎样判断怀孕了

作为一位健康、成熟的女性，面对怀孕这个第一次经历的新命题，需要接触到的新东西非常多。哪些征兆向你传递的是怀孕信息？怀孕后生理上有什么表现？通过下面的介绍，准妈妈就能做到心中有数。

● 怀孕的五大征兆

怀孕后会有五大生理征兆先后光临准妈妈的生活，有的会一下发现，有的却要到怀孕中期才能察觉，女性受孕两周内不会有明显感觉，之后会出现几种征兆：

停经：成年女性在有正常性生活的情况下，平时月经有规律，而突然出现月经期推迟10天以上还没有来。

乳房增大：怀孕后第8周起，女性的乳房逐渐膨大，发胀或刺痛。乳头增大、变黑、容易勃起，周围出现宽而黑的乳晕区，乳晕上能见到隆起的皮脂腺，能分泌一种润滑和保护乳头的物质。

早孕反应：停经6周左右时，女性会伴有头晕、乏力、嗜睡、食欲不振等症状，有时看到或闻到油腻的食物，会有呕吐的感觉。

尿频：妊娠早期常感到小便次数增多，喝一杯水，可能会上好几次厕所，怀孕中期后自行消失。

腹部增大：随着妊娠月份的增加，子宫相应增大。

● 怀孕后的生理变化

怀孕以后的准妈妈，身体各个系统会出现一连串的生理变化，来适应妊娠期间胎儿日渐增长的需要。怀孕以后，母体为适应胎儿的生长发育，会有一系列适应性生理变化。

生殖系统：子宫逐渐增大变软。至妊娠足月时子宫体积达35厘米×25厘米×22厘米；容积约5 000毫升，增加约1 000倍；质量约1 100克，增加近20倍。

心血管系统：心脏位置因增大的子宫上推横隔而上移，血容量逐渐增加，加重心脏负担，导致心跳加快。其中血浆增加40%，红细胞增加20%，血液相对稀释，易形成生理性贫血。

呼吸系统：呼吸次数于妊娠期变化不大，每分钟不超过20次，但呼吸较深。

泌尿系统：怀孕以后，肾脏要承担母子二人的废物排泄，负担增加，在怀孕的早期和晚期，子宫压迫膀胱会出现尿频的现象。

消化系统：怀孕早期，容易出现恶心呕吐，食欲不振，怀孕12周以后逐渐好转。怀孕晚期由于增大的子宫压迫，肠蠕动减慢，胃肠平滑肌张力降低，常有肠胀气和便秘。胃内容物逆流至食管，会引起"烧心"。

阴道分泌物增多：有些人在怀孕初期，会发现自己的阴道分泌物较往常多。怀孕初期，受激素急剧增加的影响，阴道分泌物增多属正常的现象。但如果出现外阴瘙痒、疼痛，白带呈黄色、有怪味等症状时，就需要去医院就诊。

那些妈妈不在意我却很在意的事儿

● 劳逸结合，适当活动

有些女性从怀孕起就停止做一切工作和家务，体力劳动更不敢参加。其实，这样做是没有必要的，对母婴健康并不利，甚至有害。

当然，准妈妈参加过重的体力劳动、过多的活动和剧烈的体育运动也是不利的，但是如果活动太少，会使准妈妈的胃肠蠕动减慢，从而引起食欲下降、消化不良、便秘等，对准妈妈的健康也不利，甚至会使胎儿发育受阻。因此，准妈妈在怀孕期间应注意做到适量活动、运动和劳动，注意劳逸结合，与平常差不多的活动量就可以了。

● 做家务与安全细节

妊娠期并不专门禁止做哪一类家务事，原则上以不造成疲劳为原则。

购物：选择在商场不拥挤的时段前往，一次采购物品不宜过多，如果需要大量采购时，最好等到休假时由家人陪同前往。

准备食物：不要在厨房站太久，菜肴以准备时间较短为宜。偶尔不妨上饭店轻松一下，并且要随时休息，能坐着做的事尽量坐着做。

打扫卫生：长时间弯腰打扫或擦拭，都会压迫腹部。每天最好计划打扫一部分，避免过度劳累，而且打扫卫生的时间不宜过长。

洗涤衣物：用手洗衣服相当劳累，除非有必要，一次不要洗太多。大件衣物可以送洗衣店或用全自动洗衣机清洗。晾晒衣物的时候，多数准妈妈习惯于高举双臂，伸长上半身晾晒衣物，这种动作是非常危险的，最好能把晾晒竿的位置降低或利用晒衣台，晾衣太重、太高时，别忘了向家人，尤其是向准爸爸求助。

我的伙食怎么样

● 本月准妈妈饮食原则

本月准妈妈的饮食要精，做到合理搭配、荤素皆备、少食多餐。准妈妈不想吃时可以少吃一点，但不能不吃，否则会造成胎儿营养不良。以下这些食物准妈妈可以多多食用。

绿色蔬菜	莴笋、菠菜、香菜、青菜、西蓝花、油菜、小白菜、扁豆、荷兰豆等
新鲜水果	橘子、樱桃、香蕉、柠檬、桃子、杏、猕猴桃、草莓等
动物食品类	动物肝脏、肾脏，禽肉及蛋类，如猪肝、牛肉、羊肉、鸡蛋、鸭蛋等
豆类、坚果类	黄豆、豆制品、核桃、腰果、栗子、杏仁、松子等
谷物类	大麦、米糠、小麦胚芽、糙米等

值得注意的是，对胎儿的成长有利的东西可以多吃，但是像咖啡、罐头、桂圆、山楂、螃蟹等，这些危害孕期健康的食品准妈妈一定要远离，并且在整个孕期都要禁食。

● 推荐食谱

清拌菠菜

材料：菠菜250克。

调料：蒜末、干红辣椒段、香油、醋、盐、植物油。

做法：将菠菜择洗净，切段，放入沸水锅中焯水，捞出过凉，放入盘中。锅置火上，倒入植物油烧热，放干红辣椒段爆香，离火。将蒜末、干红辣椒段、香油、醋、盐、菠菜段放入锅内，搅拌均匀即可。

本月安胎检查：及时进行初孕检查

通过初孕检查，可明确是否怀孕、怀孕天数、准妈妈是否适合继续妊娠下去等。一旦证实自己怀孕了，要立即到医院建立怀孕健康档案，定期到医院进行孕期检查。内容包括以下方面：

● 咨询

如果对宝宝的生长发育有任何疑问或发现任何异常现象，需到医院产科进一步咨询。如果有以下情况，如高龄（35岁以上）准妈妈，有过弓形体感染、接受大剂量放射线照射、接触有毒有害物质或化学物质、长期服药等，或已生育过先天愚型儿或染色体异常儿的女性，有糖尿病、甲状腺机能低下等疾病的准妈妈，都应进行相关的检查和咨询，以确保妊娠的健康、顺利进行。

● 检查项目

问诊：医生会进行详细的病史询问，会询问停经日期及怀孕后的反应、妊娠史、月经情况等。

体格检查：测量血压、身高、体重，检查甲状腺、心、肺、肝、脾、胰、肾、乳房等。

阴道检查：也叫内检。内检时，医生一只手两个手指放置在阴道内，另一只手按压下腹部，两手配合，便可了解产道、子宫及附件有无异常情况，核查子宫大小与怀孕天数是否相符，有无生殖器官畸形和肿瘤等。

怀孕后应及时去医院进行初孕检查，听医生的建议，做相关的检查。

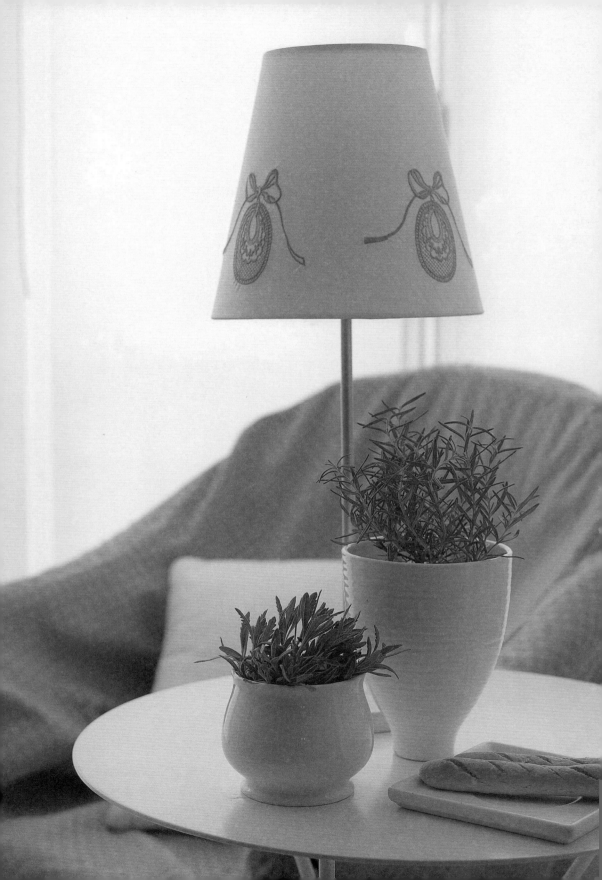

PART

02

怀孕第2个月：
打实基础只为胎儿快快长大

在怀孕的第2个月，胚胎开始逐渐成形，

慢慢变成胎儿。

此阶段是他（她）成长发育的重要时期，

准妈妈要"谨慎行事"，

吃、穿、住、行都要全面呵护到位。

他们说我现在的样子像个小海马

怀孕4周时还蜷曲在一起的手脚在第5周有了发展，像植物发芽一样伸展开来。由于激素的作用，虽然胎儿现在还非常微小，但准妈妈也会觉得自己的身体有了一种异样的充实感。

试纸能否准确测出是否怀孕

凡月经正常的女性，当月经推迟而发生妊娠时，使用妊娠诊断试纸来验证几乎全呈阳性。不过，在使用这种试纸时其灵敏度一定要高，试纸使用方法须正确得当，并且使用前提是此次之前月经正常。药店内出售这种试纸大部分是一次性用品，不可重复使用，因此，在使用前一定要仔细阅读使用说明书。这种方法对妊娠的早期发现是很有帮助的，但要了解妊娠状况是否正常，还应到妇产医院做专项检查。

如何确认怀孕几周

第1次的产检就是要确定有无怀孕，以及确定怀孕周数。通常，医学上给怀孕周数下的定义，是以最后一次月经来潮的第1天开始计算。例如，最后一次月经是1月1日，到了2月5日检查确定怀孕，共36天，故算作怀孕5周零1天。平常月经规则来潮的人，月经周数即等于怀孕周数，但对于月经不规则、时早时晚的人而言，单以最后一次月经计算周数，误差可能很大，此时便需求助于产科医生。

孕6周
2月5日

妈妈为什么总是想吐

进入第 6 周时，准妈妈的妊娠反应开始明显起来，几乎每天早晨都想吐，慢慢地一天当中大部分时间都有反胃现象，注定本周是痛并快乐着的历程。

正确认识孕吐

到怀孕第5周时，多数准妈妈都会有不同程度的恶心呕吐，叫作孕吐。呕吐，是很多准妈妈都会经历的，孕早期的呕吐可能会发生在一天中的任何时刻，并且有时只不过是感觉恶心，并不会是真的呕吐。

大多数准妈妈在怀孕初期都会发生不同程度的呕吐，轻者仅在早晨出现孕吐，只会感觉稍有不适；重者可能会持续呕吐不止，从早到晚都要往洗手间跑。

孕吐有时也受精神上的影响。如在不想要孩子而妊娠时，以及与丈夫出现不和，或者孕吐得很厉害但得不到家人的理解和照顾等情况下，出现精神压力后，孕吐也会加重。孕吐的确是让人难受，但孕吐仅出现在孕早期，大多孕早期的3个月一过，孕吐也自然消失。因此孕妇要保持乐观的精神状态，解除思想顾虑，消除精神紧张，有助于顺利度过孕早期，避免孕吐加重。

但是严重的孕吐会使准妈妈吃不下食物，甚至连喝水也会吐，引起消化液大量丢失，导致电解质的平衡失调及肝功能受损。一天内多次孕吐会消耗体力，体重也会急剧下降，在这种情况下，需到医院就诊，必要时需要静脉输液补充营养。

用饮食缓解早孕反应

在这个时候，大部分准妈妈在早晨空腹时恶心的感觉尤为强烈，严重时一整天都无法进食。准妈妈应当留意自己的早孕反应，努力从饮食中找出减少恶心的方法。

♛ 空腹吃些易消化的食物

准妈妈早晨起床后吃些易消化的食物，譬如一些涂有果酱的吐司和饼干等，或者喝点牛奶，都是很有效的。苏打水、苏打饼干可中和胃酸，缓解胃灼热。

♛ 摄取大量的水分

准妈妈会因呕吐而损失水分，所以需要充分地补充水分。因此，应当多喝矿泉水、果汁、汤等。

♛ 避免食用脂肪含量高的食物

准妈妈最好通过米饭或面包等碳水化合物摄取必要的能量，黄油、奶油、油炸品等含有大量脂肪的食物不适合准妈妈食用。蜂蜜和麦芽糖等甜食都能缓解呕吐症状，晚上还可以将牛奶或饼干作为夜宵食用。

♛ 少量多餐

准妈妈对所有的食物都应当少量多餐。有食欲时，应少吃，充分咀嚼。如果吃自己喜欢的食物，就会感到胃部非常舒服，并会对其他食物产生欲望。但需要注意的是，不能同时食用坚硬的食物和液体，应当在间隔一段时间之后分别食用。

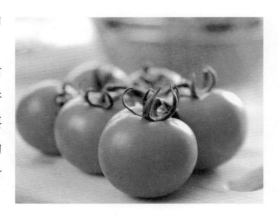

♔ 注意烹饪菜肴的气味

食物的味道经常会引起准妈妈的呕吐，因此要注意烹饪菜肴的气味。如果有早孕反应，就不要亲自下厨。

♔ 注意避免便秘

如果准妈妈由于便秘而胃部感觉不舒服，早孕反应就会更加严重。早晨起床后，准妈妈应当空腹饮用适量水或牛奶，平时也要摄取充足的水分。另外，还要坚持食用纤维含量丰富的蔬菜、海藻类和水果。

♔ 用酸味刺激胃口

许多女性在怀孕后偏好酸味食品，酸味具有刺激胃口的效果。做菜时，加些食醋和柠檬，这样准妈妈会比较喜欢。拌面、冷荞麦面等带酸味的食物，会有利于消除早孕反应。

减轻早孕反应的生活方式

如果准妈妈能在生活方式上多加注意，也可以克服早孕反应。

♔ 保持放松的心情

出现早孕反应的症状后，准妈妈容易心情烦躁，心理压力随之增加。其实，这时的准妈妈不要太过担心，应当保持豁达和轻松的心情。如果对此过分担忧，反倒会加重孕反应的症状。

♔ 做自己感兴趣的事情

准妈妈的精神状况会影响早孕反应。因此，变换室内的摆设，到户外散步或外出游玩，使自己心情愉悦，将有助于减轻症状。比如，准妈妈可做十字绣或听舒缓的音乐，将注意力集中于一点，从而减轻症状。

爸爸，请你容忍一下妈妈偶尔爆发的小情绪

孕激素水平的升高、频繁的孕吐，常常会让准妈妈感到心情烦躁，准爸爸还要适当调节准妈妈的情绪。例如，准爸爸可以和准妈妈开开适度的玩笑，幽默风趣的话会使准妈妈的感情更加丰富；陪准妈妈观看喜欢的影剧；带准妈妈参加社交活动；陪准妈妈做短途旅行等。总之要使准妈妈情绪出现短暂的、适度的变化，为未出世的宝宝提供丰富的精神刺激和锻炼，以适应胎儿的生长需要。

进行父亲角色的转变

丈夫在得知妻子怀孕时往往非常兴奋，因为这是他们男子汉气概的证明，同时他们也更加自信。有时夫妻俩盼望孩子已久了。当然，成为人父也意味着责任。有人也可能因为其自由从此将受限制而感到不安。把这些思想矛盾与你的配偶公开地谈一谈是非常有益的。

丈夫刚开始进行父亲角色的转变时，可以经常和爱人聊些轻松愉快的话题，回忆儿时往事、计划有了小宝宝以后的生活、找到两人都能接受的教育孩子的方式方法。可以多留心周围新生了小宝宝的父母，从他们身上总结出以后可以用到的方法和经验。夫妻俩日后会感到这即将逝去的宝贵的二人世界是多么值得珍惜。

照顾妻子要细心

做丈夫的要在妻子早孕反应阶段给予妻子特别关注，要给予妻子更多的关怀与体贴，经常与妻子交流情感，帮助妻子克服怀孕中的不适。这样，妻子不仅信赖你，而且通过怀孕，夫妻之间的情感将进一步发展。同时，作为一个好丈夫和未来好爸爸，这时候一定要注意妻子的性情和心理变化，为她创造一个和睦、温馨的生活环境。

不要强求性生活

准妈妈由于孕期反应，性要求变得低下，唯恐对胎儿不利。这时候，准爸爸要对准妈妈充分体谅。胎盘在这时还未完全形成，孕激素的分泌量还不够多，是最易发生流产的时候。因此，准爸爸不要强求性生活。

准妈妈烦躁时，准爸爸要让她平静下来

怀孕初期，大多数准妈妈会有不同程度的妊娠反应，例如呕吐、恶心、厌食、气闷、腹胀、腰痛等，这些会弄得准妈妈心情烦躁。尤其对于初期怀孕以及没有足够思想准备的准妈妈，更觉得无所适从、心情烦躁，严重的甚至会对怀孕产生敌对情绪，从而对胎儿身心发育造成负面影响。

准爸爸要让准妈妈正确对待妊娠反应，尽量摆脱不必要的烦恼，可以提醒她平时多看看书，多想想愉快的事，多听听美妙的音乐；还要多陪她说话，多带她到环境优雅的地方去散散步。帮助准妈妈放松紧张的心情，缓解烦乱的情绪，从而减轻妊娠反应的不良影响，消除烦躁心理，为胎儿创造一个宁静、安全、稳定的生长环境。

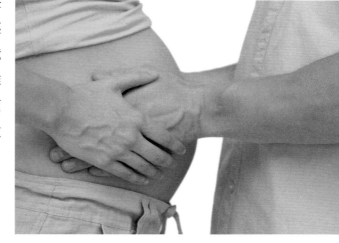

孕8周
2月19日

准妈妈开始人困体乏

怀孕后准妈妈的身体变得特别容易疲劳、头晕、乏力，这种疲倦感在孕早期和孕后期尤其明显。准爸爸要自觉分担家务事，不要让准妈妈干重活，要保证准妈妈有充分的睡眠和休息时间。

如何缓解孕期疲劳

♔ 适当运动

如做孕妇体操，可促进新陈代谢和心肺功能，加快血液循环，有利于保持和恢复较充沛的精力。适当运动还可使大脑运动中枢兴奋，有效地抑制思维中枢，从而减轻大脑的疲劳感。

♔ 按摩

闭目养神片刻，然后用手指尖按摩前额、双侧太阳穴以及后脖颈，每处16拍，不仅有利于缓解疲劳，还可以健脑养颜。按摩前额：用双手捂住脸部，指尖置于前额，掌根部置于下颌。按摩数秒后，双手挪向耳部。改善下巴血液循环：用双手手背，轻轻地交替向上拍打下巴，刺激该部位的血液循环。按摩颈部：用手轻捏下颌骨周围皮肤，用拇指和食指的指节轻柔地挤捏颈部皮肤，切记不可拉拽。

♛ 听音乐

选择一些优美抒情的音乐或胎教音乐磁带来听，可以调节情绪。

♛ 发展兴趣

例如动手制作一些小玩具，或者学习插花艺术，还可以为未来的小宝宝做一些小衣物。

职场孕吐巧应对

大约有75%的准妈妈在孕早期会有恶心、呕吐等不适的反应，对于职场准妈妈来说，这也许会影响一整天的工作。

如果可能发生孕吐，准妈妈可以在上班路上准备好毛巾和漱口液，考虑好去洗手间最快的路线。如果还没有告诉你的主管和同事们你怀孕的消息，那么别忘了准备好你的借口，诸如"食物中毒"抑或是"胃不太好"等。万一碰巧在卫生间看见，你就可以从容应对。

如果你的孕反应特别厉害，或是持续的时间很长，经常的恶心或是频频的呕吐，那么，你必须告诉你的主管你怀孕的消息。

在告诉他（她）之前，你应该清楚地想好你所要得到的：同情？假期？还是在这段最不舒服的孕期时有个弹性的工作时间？同时你还必须清楚地想好你的主管所要的：也许是你把工作做好的承诺（甚至是用你的下班时间）。最后向他（她）保证，通常这样的早孕反应会在怀孕3个月后消失。

遇到这些情况应暂时停止工作

当出现下列的情况时，准妈妈可能要停止工作或是缩短工作时间：

● 有早产征兆或是怀了双胞胎的准妈妈；

● 有高血压或是先兆子痫；

● 如果你宫颈无力，最近有过流产经历；

● 如果胎儿生长出现问题。

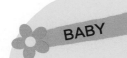

孕期生活全记录

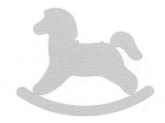

那些妈妈不在意我却很在意的事儿

● 保持规律的起居生活

在孕早期，准妈妈体内发生激素变化，因此身体状态与平常大不相同。主要表现：像感冒似的，感到疲劳、嗜睡，即使进行轻微的活动，也会感到疲惫不堪。这时，不能因为身体状态欠佳，便终日躺在床上，或者拖延家务。应该从现在开始，保持有规律的生活起居，这不仅有利于健康，而且还可以适度地调整情绪。现在，准妈妈的睡眠时间可以比平常延长1～2小时，早睡早起，或者进行适当的午睡。但午睡时间不宜过长，否则夜间无法入睡，引起失眠症。午睡时间约1小时为宜。

● 讲究卫生防感染

由于孕期新陈代谢旺盛，导致准妈妈大量出汗，阴道分泌物增多。因此，准妈妈要经常清洁身体，防止细菌感染。

洗澡要采用淋浴。准妈妈最好在妊娠期间采用淋浴的方式，在洗完后应穿棉质内裤，这样能有效防止阴道感染。

经常进行外阴局部皮肤清洁。因为准妈妈外阴发生了明显变化，皮肤更加柔弱，皮脂腺和汗腺的分泌较体表其他部位更加旺盛。同时，由于阴道上皮细胞通透性增高，以及子宫颈腺体分泌增加，使白带大大增多。局部清洁时，注意不要用热水烫洗，也不要用碱性肥皂水洗，更不要用高锰酸钾溶液清洗，用清水清洗即可。

经常清洗内外衣。为保持清洁整齐，应该经常换洗内外衣，最好1~2天换洗一次，以免受细菌感染。

● 睡眠环境要重视

准妈妈每天应坚持保证有8~9小时的睡眠时间，中午最好休息1小时。卧室的窗户要常开，使空气流通。夏季尽量少开空调，采用自然风降温。冬季在保暖的同时，也要注意使室内空气流通，并保证居室的温度、湿度适宜。可通过集体供暖取暖，如果没有集体供暖，则可采用电暖器供暖，避免采用燃煤炉供暖，以免引起煤气中毒。另外，室内湿度以50%左右为宜，冬季如果空气过于干燥，可采用加湿器加湿，或是在室内放置两盆水，也可以种些绿色植物来调节室内的温度和湿度。

我的伙食怎么样

● 本月准妈妈饮食原则

进入第2个月，准妈妈要重点补充下面营养素。

铁：铁是胎儿成长发育的重要元素，准妈妈缺铁会造成胎儿出生后体重过轻，以及贫血等病症，严重的还会导致胎儿早产、死胎等。

锌：锌可以促进胎儿脑细胞的生长、增强记忆，但补充锌不可过量，每天以补充500微克为宜。

碘：碘是胎儿脑部发育的重要元素，如果准妈妈体内缺少了碘元素，就有可能出现流产、早产、胎儿畸形等异常情况。

硒：硒元素能有效地预防胎儿畸形。此外，补硒还能减少妊娠高血压综合征的发生，对女性保健和乳腺癌的预防也有积极意义。

铜：准妈妈体内铜元素不足，就会导致胎儿出现大脑萎缩、体内血管壁及弹力层变薄、胎儿体重过轻与发育不良等异常状况，严重时还会出现胎膜早破、流产、早产等情况。

食物元素含量表:

铁元素	菠菜、大枣、牛奶、蛋类、番茄、动物肝脏、动物血
锌元素	瘦肉、芝麻、核桃、红豆、荔枝、瓜子、杏仁、芹菜、柿子等
碘元素	海带、紫菜、干贝、淡菜、海蜇、龙虾、蛋、奶等
硒元素	豌豆、大白菜、南瓜、萝卜、韭菜、洋葱、番茄、莴笋等
铜元素	麸皮、芝麻酱、菠菜、油菜、大白菜、芹菜、扁豆、土豆等

● 推荐食谱

醋熘圆白菜

材料:圆白菜300克。

调料:白糖、醋、葱花、干红辣椒、盐、姜丝、植物油、水淀粉。

做法:将圆白菜逐叶掰开,洗净,切成菱形片,加入适量盐腌渍片刻,沥干水分;干红辣椒洗净,沥干水分,切小段;将盐、白糖、醋、姜丝、葱花、水淀粉调成料汁。锅置火上,倒入植物油烧热,放入干红辣椒段炸至褐红色,放入圆白菜,用大火炒熟,倒入料汁炒匀即可。

双色菜花

材料:西蓝花250克、菜花200克。

调料:蒜末、盐、植物油、水淀粉。

做法:将菜花、西蓝花分别洗净,放入盐水中浸泡后掰小朵,焯水,捞出过凉。锅置火上,倒入植物油烧热,放入蒜末煸香,放入菜花、西蓝花翻炒至熟,加入盐调味,用水淀粉勾芡即可。

本月安胎检查:关键的第一次产前检查

孕早期一般要在怀孕40～70天进行第一次检查。医生会先了解准妈妈的饮食习惯、生活规律、既往病史等各种小细节,这是为了及时发现问题,以及安抚无故紧张的准妈妈。

● 心、肺、血压、体重检查

医生会为准妈妈检查心脏、肺，测量动脉血压，以确定准妈妈身体的总体状况。还会为准妈妈称体重，检查脊柱，看是否脊柱侧弯，同时给一些建议，以减少孕期经常出现的背痛。

● 尿液检查

尿液检查当即可拿到结果，主要检查尿液里面是否含有蛋白和糖分。尿液检查每次产检都要做。

● 妇科检查

触摸乳房，注意有没有结节（囊肿或纤维瘤类的疾病），检查子宫的大小、宫颈涂片情况、白带常规，以免漏诊宫颈癌等妇科疾病。

● 血液常规检查

主要检查下面几项：

1. 血红蛋白：准妈妈血红蛋白低于10克/100毫升，表示贫血，应补充铁剂或进食富含铁的食物。

2. 白细胞：准妈妈白细胞计数低于4 000个/毫米^3，表示白细胞过低。

3. 血小板：准妈妈血小板低于10万/毫米^3，提示血小板过低，产时容易出血，必要时要进一步检查血小板过低原因，并及时处理。

4. 红细胞压积：准妈妈红细胞压积高于35%，代表血液浓缩。

● 血HCG含量测定

妊娠不同时期以及各孕妇之间血清 β – HCG绝对值变化大，一般非孕妇女血清 β – HCG<10微克/升，妊娠期间血清 β – HCG水平在妊娠最初2个月1.7～2天升高1倍。

HCG在正常妊娠开始时量少，而在孕6～8周时达高峰，持续10天左右迅速下降。大约20周时达到相对稳定的水平，维持到分娩，并在产后迅速回落。因为妊娠不同时期以及不同准妈妈之间绝对值变化很大，没有可比性，需要间隔一段时间再次复查数值变化，进行自身的比较。

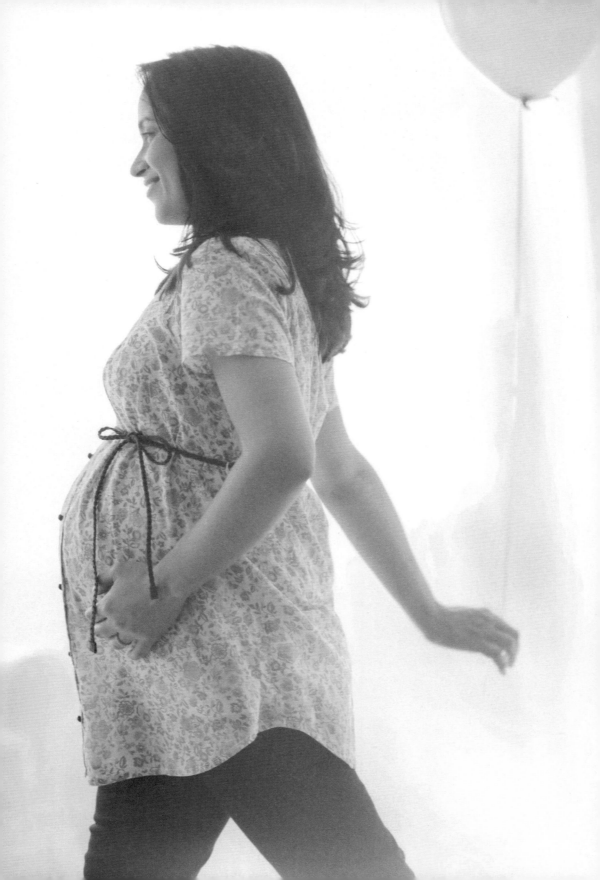

PART

03

怀孕第3个月：
终于告别了"美人鱼"时代

在这个月里，

你肚子里的小宝宝开始是个小人儿了，

你一定很兴奋吧！

伴随着兴奋感的到来，

你是否感到自己的责任也在加重呢？

孕9周
2月26日

勉强算个小人了

进入第9周，也就是开始了孕3月。从这个月开始，胚胎正式可以叫作"胎儿"了，准妈妈应及时了解胎儿和自己的变化，掌握饮食、常见疾病等知识，以便对自己的生活进行调节。

孕早期腹痛要注意

孕早期腹痛是准妈妈遇到的常见症状，哪些腹痛是正常的生理反应，哪些是身体发出的疾病警告，准妈妈应谨慎对待，不可大意。

♛ 生理性腹痛

孕早期，很多准妈妈总感觉有些胃痛，有时还伴有呕吐等早孕反应，这主要是由孕早期胃酸分泌增多引起的。这时要注意饮食调养，膳食应以清淡、易消化为原则，早餐可进食一些烤馒头片或苏打饼干等。

♛ 病理性腹痛

在孕早期出现腹痛，特别是下腹部疼痛，首先应该想到是不是妊娠并发症。常见的并发症有先兆流产和宫外孕。

如果出现阵发性小腹痛或有规则腹痛、腰痛、骨盆腔痛，同时伴有阴道点状出血或腹部有明显下坠感，那可能预示着先兆流产，需要立即就医。

如果是出现单侧下腹部剧痛，伴有阴道出血或出现昏厥，可能是宫外孕，应立即到医院就诊。单侧剧烈腹痛也有附件肿物扭转的可能性。

准妈妈千万不要认为在孕早期出现腹痛可能是偶然性的、不要紧，只要躺在床上休息一下就好了，应及时到医院检查治疗，以免延误病情。

下腹部胀痛是否流产先兆

一般妊娠流产的概率是10%～15%，其中约有70%发生在怀孕的第2个月至第4个月。流产的征兆是下腹部疼痛及阴道少量出血。

👑 先兆流产

妊娠28周前有阴道出血及下腹部疼痛的症状出现，而子宫口仍然是闭锁的状态，这种程度的流产，如果确认胎儿存活，只要通过治疗，90%以上的妊娠都可以继续下去。

👑 难免流产

先兆流产继续恶化，胎盘已经剥离，宫口扩张，大量出血增多，下腹部剧烈疼痛，此种流产已无法避免。

👑 完全流产

胎儿和附属物完全排出体外，阴道流血逐渐停止，腹痛逐渐消失。妇科检查宫颈口已关闭，子宫接近正常大小。此类流产经常发生在怀孕的早期。

👑 不全流产

部分妊娠产物排出，部分残留宫内，子宫收缩不好，引起大量出血，是最危险的情况，须立即就医。

👑 过期流产

早孕反应消失，有先兆流产或没有任何症状出现的流产，此时，胎儿早已经死亡，但未排出子宫腔，孕妇往往在做超声波等检查时，才知道自己已经流产。

孕10周
3月5日

准妈妈难挨的日子终于要结束了

到了本周末，准妈妈的早孕反应开始减轻，胎盘开始形成，母子已经度过了最危险的流产时期，胎儿已经相当安全地待在自己的小天地中。

饮食影响宝宝未来的寿命

长期以来，人们一直在关注孕妇的饮食结构对孩子健康所产生的影响。英国科学家发表的一项研究结果表明，采用合理膳食结构的试验白鼠所生出来的后代更健康、更长寿。

研究表明，低体重新生儿容易在成人后患心脏病和高血压病。这说明母体本身得不到很好的营养供应会影响胎儿的正常发育。此外，研究还证明，胎儿在妊娠期间的发育状况对其出生后的寿命长短有着很大的影响。根据实验结果推算，人类妊娠期间不同的营养供应对孩子寿命影响很大，所以，俗话说："成长健康，官内起源。"

怎样定期进行产前检查

孕妇的身体在孕期会发生一系列变化，而且妊娠过程中还可能出现各种各样的并发症，如先兆早产、妊娠高血压综合征、前置胎盘、胎儿生长受限、胎位异常等。因此，只有定期连续的检查，才能随时了解胎儿在官内的生长发育情况以及孕妇的身体状况，以便尽早发现异常，及时治疗和纠正。所以，孕妇一定要按医生的要求定期进行产前检查。一般情况下，怀孕12周内检查1次，以后每4周检查1次，怀孕28周后每2周检查1次，怀孕36周后每周检查1次至住院待产。整个妊娠期需检查13次左右。若为高危妊娠，则应根据医生的建议相应增加检查次数。

防止病毒感染很关键

准妈妈感染病毒后，可通过胎盘血循环传染给胎儿，造成流产、胎儿死亡及胎儿畸形等严重后果。所以，准妈妈一定要谨防病毒感染。

♛ 致畸病毒感染的类型

1. 风疹：孕早期患急性风疹可引起胎儿畸形，常见的为先天性白内障、视网膜炎、先天性心脏病、小头畸形及智力障碍等。另外，风疹属于终生免疫类疾病，即感染过风疹时，终生对风疹有免疫力，不会再被感染。

2. 巨细胞病毒症：孕早期感染可引起流产及胎死，孕中晚期感染可引起胎儿黄疸、肝脾大、小脑畸形、脑积水、先天性心脏病、唇裂、腭裂等。

3. 流行性感冒：可引起胎儿唇裂、无脑、脊椎裂等神经系统异常。

4. 水痘：可引起胎儿肌肉萎缩、四肢发育不全、白内障、小眼畸形、视网膜炎、脉络膜炎、视神经萎缩、小头畸形等。

5. 单纯疱疹：可引起胎儿小头畸形、小眼畸形、视网膜炎、晶状体混浊、心脏异常、脑内钙化、神经系统异常、短指（趾）等。

♛ 怎样预防病毒感染

1. 准妈妈不要到人多的公共场所，不接触传染病病人，减少患病机会。

2. 准妈妈不要吃生的或未煮熟的肉类；切生肉时不要用手触口和眼，切后彻底洗手。

3. 家中不要喂养猫、狗等宠物，以防被它们所携带的弓形虫感染。

子宫日记

孕11周 3月12日

坐卧行走皆是学问

胎儿的成长速度在本周越发惊人，胎儿的骨骼细胞发育加快，骨骼变硬，虽然这时候准妈妈再也不必为流产而过多的担心了，但是还需注意日常生活的各种小细节，以免让自己受到伤害。

站立、坐、卧和行走

随着怀孕月龄的变化，整个身形和身体各部位的支撑点都会有很大改变，引起身体行动重心的改变，一举一动都存在着需要注意的问题。

♛ 站立的学问

站立时，两腿平行，两脚稍微分开，重心放在两脚的脚心上，准妈妈不容易感到疲劳。如果站立时间较长，两脚宜一前一后，隔几分钟调整一次前后位置，把重心放在伸出的前腿上，以减轻疲劳感。

如果在孕早期起身还算轻松，到孕晚期起身时，就得缓慢有序地去做动作，以免腹腔肌肉过分紧张。从怀孕初期起，就开始养成正确的卧姿起身习惯，对孕晚期身体笨重以后非常有好处。

正确的起身方法：身体仰卧时，起身前要先侧身，把肩部向前倾，屈起膝部，然后用肘关节支撑起身体，盘腿，以便腿部从床边放下、移开并坐起来。

62

♛ 行走的细节

正确的行走姿势，以站立为准，挺直身躯，伸直脖子和背部，抬起头，绷紧臀部，抬起腹部重心，保持全身平衡，稳步前行，不弯腰，不要用脚尖行走。按这样的要领走路，准妈妈和胎儿都不会感到有压迫感，向前方看路也清楚，脚下也踩得踏实，不会摔跤，有利于安全。

♛ 工作性质的不同

如果工作性质需要长时间站立，会减缓腿部的血液循环，导致准妈妈水肿和静脉曲张发生。可以定期让自己休息一会儿，坐在椅子上，把双脚放在小板凳上，这样有利于血液循环和放松背部。

准妈妈能开车吗

如果准妈妈只是上下班时开车，并没有太多妨碍。如果准妈妈是以开车为职业的，那最好在孕期先放弃这份工作。因为长时间坐在车座上，盆腔和子宫的血液循环都较差。开车还容易引起紧张、焦虑等不良情绪，不利于胎儿的生长发育。而且，现在路上车多人多，路况比较复杂，一旦遇到紧急刹车，方向盘很容易冲撞腹部，引起破水。在孕期，准妈妈的反应会变得迟钝，开车比较容易发生危险。所以，如果准妈妈是自驾车上下班，那就要遵循"孕期开车安全守则"：每天连续驾车不要超过1小时；不要在高速公路上行驶；时速不要超过60千米；绑好安全带；怀孕32周以上的准妈妈不要开车；只在熟悉的路线上行驶。

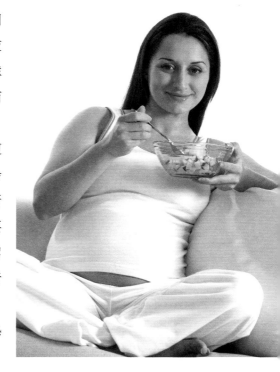

开车出行的注意事项

一般情况下，准妈妈自驾车除了上、下车时要格外注意保护腹中的胎儿以外，开车对胎儿不会有太大的影响，但是，如果准妈妈是新手，驾驶技术并不熟练，就容易出危险，加上精神高度紧张，对腹内胎儿不好。另外，准妈妈也不宜开新车，由于新购置的车中皮革、化学溶剂等气味很重，不利于准妈妈和胎儿的健康。

♛ 开车出行的四大注意

如果准妈妈一定要开车出行时，就要注意以下几点：①绝对禁止他人在车内吸烟。②尽可能避开交通堵塞。③安装防晒窗帘以缓和阳光照射。④准妈妈很容易双下肢水肿，尤其是长时间保持坐姿时，这时可以在脚下铺一块踏垫或准备一双软底鞋方便驾车。

♛ 开车门需注意

错误方法：大部分两厢汽车的后备厢盖被拉开后会自动弹起，沉重的厢盖正好弹在猝不及防的准妈妈腹部。

正确方法：直接在后座取放物品。

♛ 系安全带要小心

错误方法：安全带直接勒压腹部，一旦发生紧急情况会对子宫产生强大压力，造成流产。

正确方法：将安全带尽量拉下，避开腹部，贴在耻骨、腹股沟的位置。

孕12周
3月19日

妈妈工作的地方安全么

职场上，一个大腹便便的女人是值得尊重的。生活中，准妈妈怀孕后是应该选择在家休息还是继续上班，应该视个人的具体情况而定。

怀孕后适宜工作吗

答案是肯定的。孕期准妈妈应当照常上班，参加轻体力劳动。适当活动能促进准妈妈血液循环和新陈代谢，增强心肺功能，有助睡眠，能减轻腰腿酸痛及预防或减轻下肢水肿，使全身的肌力增加，有利于分娩。工作时，尽可能做一些简单的颈、肩、骨盆和双脚的锻炼，这样可以放松紧张的部位。做事要慢一点，感到疲劳就立即停下来。怀孕早、中、晚期，劳逸的比例安排要合理：妊娠1～3个月时应适当静养，以防流产；4～7个月时则应适当增加活动量，加强营养，促进食欲，保证此时胎儿的正常生长需要；7个月以后只能做相对比较轻闲的工作，不能上夜班，宜适当增加睡眠，工作期间应有休息时间。

让工作变得轻松

放松双脚：在办公室桌子底下放一双拖鞋，上班时，换上拖鞋，让双脚在8小时内也能得到放松。

尽量多饮水：准妈妈在怀孕期间特别需要补充充足的水分。准妈妈要准备好一个大杯子，随时让杯子里的水保持满的状态。

自我减压法：如果工作压力很大，可以尝试使用一些办法去减压，譬如深呼吸、在楼道里散步、伸展四肢或闭上眼睛稍作冥想。

谨慎使用电脑和手机

一项研究报道显示，处在孕早期的女性如果在电脑前工作时间过长，其流产率增高80%，畸胎率也会有所提高。尤其是在工作的电脑前打手机，所产生的辐射更强烈。为了保护胎儿的健康，准妈妈这样做：

1. 尽量减少使用时间：如果必须用电脑，每天不要超过6小时，并且每小时需要离开电脑10分钟左右。怀孕期间，准妈妈每天使用手机最好不要超过30分钟。在办公室时，尽量用固定电话作为通信设备，外出时再使用手机。

2. 保持安全距离：一项研究发现，手机在拨通、接听瞬间产生的电磁波最强，所以此时人体最好尽量远离手机，尤其是脑部。电脑显示器背面和两侧产生的电磁波都较强，因此要避开这两个地方，如果准妈妈必须用电脑，那最好与显示器的正面保持70厘米左右的距离。

孕妇穿防辐射服管用吗

孕妇穿的防辐射服有用吗？根据一些实验证明，针对孕妇推出的防辐射服是有一定效果的。

实际上，胎儿待在母体中的时候，外面有母亲的子宫和皮肤阻挡，所以一般来说，当胎儿发育成形后，只要孕妇不是长时间处于辐射环境，或者短时间受到高强度的辐射照射，辐射对胎儿的影响不会太大。但是在胎儿只有2~3周的时候，只是一个几个细胞的胚胎而已，任何一个细胞的损坏或死亡都有可能造成胎儿的死亡或畸形。在怀孕的前两个月，胎儿都极易受到辐射的影响。即使胎儿出生时并未发现异常，但是他（她）在未来得癌症的可能性比别人更大。

因此，孕妇采取适当的防辐射措施是必不可少的，特别是在孕早期。实验发现，市场上的防辐射服能够遮挡大部分的电磁辐射。所以在孕早期，孕妇很有必要穿防辐射服。

不过市场上的防辐射服质量良莠不齐，不同品牌的防辐射服，由于科技、品质的差异，屏蔽效果也会大不相同，对准妈妈的防护作用也会大相径庭。所以孕妇一定要选择正规品牌的防辐射服。

工作的准妈妈应注意的问题

怀孕后还要上班的准妈妈必须注意以下事情：

尽早让单位知道自己怀孕。有些怀孕的职业女性，为了不增加单位的麻烦，采取隐瞒事实的做法，这样往往容易给自身造成伤害。其实，及早让单位知道自己怀孕的事，不但容易得到理解和帮助，同时，单位方面也可以尽早做产假等的安排。

事先查阅妊娠及育儿制度。每一家公司对怀孕生活和育儿期间的规定与处理方式都不一样，应事先向负责部门或工会询问清楚，尤其是产假的天数、资薪的保证、弹性上下班、产后的育儿时间、定期检查及孕吐的特别休假等。

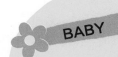

孕期生活全记录

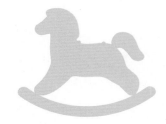

那些妈妈不在意我却很在意的事儿

● 准妈妈忌用化学用品

部分清洁用品或油漆内所含有的化学成分，潜藏着许多未知的危险，准妈妈如果不小心使用，可能危害到胎儿。特别是一些属于挥发性的清洁剂，准妈妈若在劳动时吸入体内，可能影响胎儿成长或造成畸形儿，因此，准妈妈在劳动时，使用清水进行清洁是最安全的。

油漆中的化学成分，同样存在着许多有害物质，有可能导致胎儿畸形。因此，准妈妈不要进行与油漆有关的劳动，并且也不能身处在正进行油漆工作的场所。

● 看展览陶冶情操

在这段时间，准妈妈可以多欣赏一些艺术品展览，如参观工艺美术展览、历史文物展览、中外美术作品展览等，也可以买一些名家画册，在闲暇时间慢慢观赏品味。

西方的人体艺术往往高度融合了内在美和形体美，在给人美的欣赏的同时，还能使人产生对生命和自由的渴望。

如文艺复兴时期，出现很多在画家笔下的圣母像，圣母恬静优美，给人温暖的感觉，准妈妈看了更能体会到即将成为母亲的幸福感。

● 阅读优美的文学作品

文学可以丰富人生，可以提升修养，优美的文学作品可以让压力过重的现代人体会一点"采菊东篱下"的悠然自得。准妈妈读一些优美的散文或是诗歌，可以起到减轻压力、平缓情绪的作用，同时还能给子宫中的胎儿以美的享受。像《荷塘月色》《桃花源记》都是值得反复阅读品味的。还有一些现代诗人或散文家的优美作品，也非常值得准妈妈阅读。

我的伙食怎么样

● 本月准妈妈饮食原则

本月准妈妈的饮食不能过于精细，要粗细搭配，否则会造成营养的缺乏。

富含蛋白质的食品：孕早期胚胎生长所需要的蛋白质必须由母体提供，因此，准妈妈应多吃一些富含优质蛋白质的食物，如鸡蛋、肉类、鱼、虾等，还有豆制品、干果类、花生酱、芝麻酱等植物性食品。

牛奶及奶制品：牛奶不但含有丰富的蛋白质，还含有人体必需的氨基酸与钙、磷等多种微量元素及维生素A和维生素D等。对于不喜欢喝牛奶的准妈妈，用酸奶或豆浆代替也可以。

玉米	准妈妈常吃玉米可增强体力及耐力，有效地防治妊娠巨幼红细胞性贫血
红薯	红薯富含人体必需的铁、钙等矿物质，准妈妈食用后能使皮肤白嫩细腻
糙米	糙米除了含有叶酸、锌、镁、铁、磷外，还含有多种维生素，而这些物质都是准妈妈必备的营养素。所以准妈妈应该多吃，以满足胎儿的营养需要

● 推荐食谱

鸡脯扒小白菜

材料：小白菜400克、熟鸡脯肉200克。

调料：植物油、盐、料酒、牛奶、水淀粉、葱花、鸡汤。

做法：将小白菜洗净，切长段，焯水，过凉，沥干水分；熟鸡脯肉撕小条。锅置火上，倒入植物油烧热，放入葱花炝锅，放入料酒，加入鸡汤和盐，放入鸡脯肉、小白菜，用大火烧沸，加入牛奶搅拌均匀，用水淀粉勾芡即可。

糖醋黄鱼

材料：黄鱼1条，青豆、胡萝卜丁、春笋丁各20克。

调料：水淀粉、植物油、白糖、醋、酱油、料酒、葱末。

做法：黄鱼处理好，洗净，在黄鱼身两面划上花纹，抹上酱油、料酒，腌渍30分钟；胡萝卜丁、春笋丁、青豆分别焯水。将腌渍好的黄鱼挂上水淀粉，下入油锅中炸至色泽金黄并酥脆，捞起沥净油，码入盘中。另起锅置火上，倒入植物油烧热，放入葱末煸香，加入适量沸水，放入白糖、醋、胡萝卜丁、春笋丁、青豆煮沸，用水淀粉勾芡，将汁浇在黄鱼身上即可。

本月安胎检查

● 进行绒毛细胞检查

孕9~12周会进行绒毛细胞检查，这项检查可以了解胎儿的性别和染色体病，其准确性可高达90%以上。它是一种较为安全的、极有发展前途的早期应用产前诊断技术。

一般来说，具有下列情况的准妈妈需要做绒毛细胞检查：35岁以上的高龄准妈妈；以前生产过一个染色体异常儿的准妈妈；有某些遗传病家族史的准妈妈；夫妇一方有染色体平衡易位者；有多次流产、死产史的准妈妈。

● 超声（B超）检查排除不良妊娠

准妈妈在整个孕期的检查中，一般需要进行4次超声（B超）检查。

第1次，孕12周前：早期排除胎儿畸形和不良妊娠。

第2次，孕20~24周：筛查畸形胎儿。

第3次，孕30周左右：检查有无胎盘和羊水问题，检查胎儿宫内安危以及发育情况。

第4次，孕37~40周：确定最终的胎位、胎儿大小、胎盘成熟程度、绕脐状况、羊水量等，进行临产前的最后评估。

孕期准妈妈如果有特殊情况出现，不仅仅限于4次，可随时加做超声（B超）检查。有高危因素的可选择在孕24～28周时加做胎儿超声心动。

第1次产检，如果准妈妈孕早期出现阴道出血、单项HCG高值，可结合B超检查，排除或确定不良妊娠，如葡萄胎等。

● 微量元素检查

根据科学研究，到目前为止，已被确认与人体健康和生命有关的必需微量元素有16种，即铁、铜、锌、钴、锰、铬、硒、碘、镍、氟、钼、钒、锡、硅、锶、硼，每种微量元素都有其特殊的生理功能。尽管它们在人体内含量极小，但它们却有参与体内各种酶或激素的合成、调节人体各种生理功能的作用，对于胎儿的生长发育同样也是必不可少的。

缺乏微量元素，会影响胎儿的体重增长，妨碍胎儿各个器官的发育，早产、流产、死胎、低出生体重儿也会增加。出生后则表现为先天不足、发育迟缓、智力低下等多种病症。准妈妈检查微量元素，可以及时补充，有利于胎儿的健康发育。

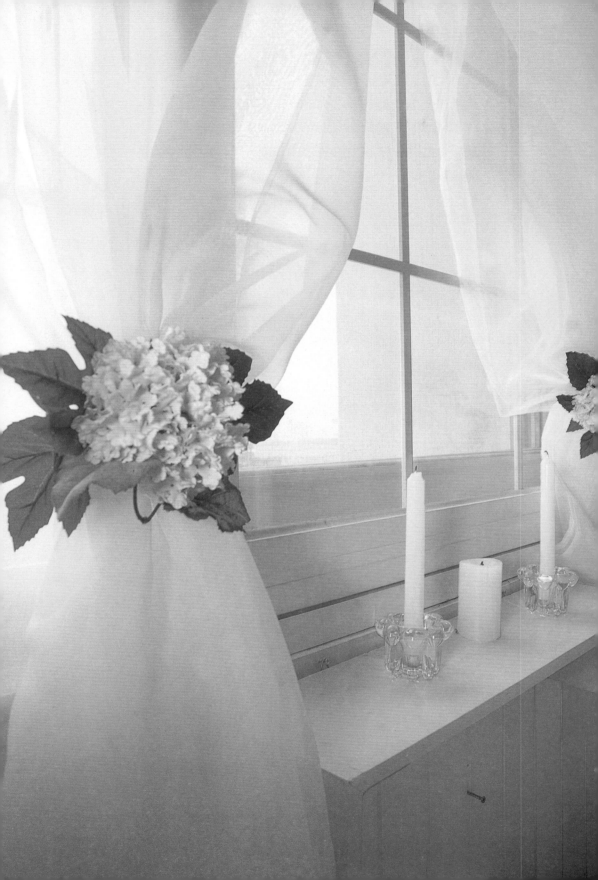

PART

04

怀孕第4个月：
吃手、翻跟头、扮鬼脸，看我的本领有多大

准妈妈发生了令人惊喜的变化：

胃口大开了，心情也"靓丽"了起来。

看着一天天不断隆起的小腹，

虽然感觉到任务的艰巨，

但却抑制不住内心的喜悦。

孕13周
3月26日

谁在跟我打招呼

　　这个时候的胎儿看上去更像个漂亮的娃娃了。眼睛突出在额部，两眼之间距离缩小，耳朵也生长就位。虽然他（她）还不能发出声响或啼哭，但是却会对声音和振动做出反应。

给胎儿起个名字

　　在与胎儿对话之前，可以给可爱的小人儿先取个名字。生活在母亲子宫中的胎儿已经是个能听、能懂、能理解父母，有思想、有情感的谈话对象。作为父母应该不失时机地与胎儿交流，当然了，为了更好地实施胎教，最好给胎儿取个乳名，如"乐乐""天天"等较为中性的，因为你还不知道它是男宝宝还是女宝宝。

准爸爸要多和胎儿对话

　　准爸爸应坚持每天对子宫内的胎儿讲话，让胎儿熟悉父亲的声音，这种方法能够唤起胎儿最积极的反应，有益于胎儿出生后的智力发育及情绪稳定。尽情地说吧！因为人的大脑一生，可以储存1 000万亿个信息单位。准爸爸可以把手放在准妈妈的腹部，特别是准妈妈不舒服的时候，因为准妈妈的不舒服，常常使胎儿不舒服。在这时候，准爸爸就可以把手放在准妈妈的腹部，说："振作起来！""你坚强一些！"等等。

音乐胎教的方式

音乐胎教包括准妈妈听音乐和父母自己唱歌两种方式。这两种方式都十分有助于胎儿的情绪培养，也有利于胎儿的智力发育，那么，具体方法是怎样的呢？这里简要介绍一下：

1. 定时收听舒缓的胎教音乐，每次5～10分钟，时间从短到长，循序渐进，不宜一开始就进行时间过长，以免引起胎儿烦躁不安。现在超市一般都有专门的胎教音乐CD出售，准妈妈只要从中挑选出自己喜欢的就可以了。

2. 准爸爸和准妈妈自己哼唱歌曲。这是在任何时候任何地点都可以进行的音乐胎教，准妈妈只需哼唱自己喜欢的歌曲，声音可以大点，这种方法不仅能让胎儿心身愉快，还可以让准妈妈拥有良好的心情。

选择合适的胎教音乐

虽然这个时候胎儿还听不到音乐，但却会对声音和振动做出反应。胎儿能够感觉到准妈妈听力范围内的所有声音，所以准妈妈应当从这时起开始适当地实施音乐胎教。

这时最合适的音乐是巴洛克音乐，因为它的节奏与准妈妈的心脏跳动频率相接近。当然，如果强迫要求平时对古典音乐毫无兴致的准妈妈听古典音乐，反倒会使其产生心理压力，所以最好听熟悉的音乐。

除了音乐之外，聆听水声、鸟叫、虫鸣和波涛声等天籁之音，对缓解身体和心理上的不适都会大有裨益。

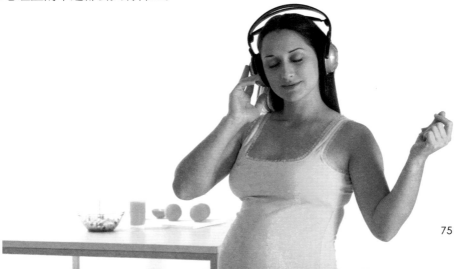

妈妈要穿谁设计的衣服

隆起的腹部显示出怀孕的事实，穿衣服的尺寸也要随之改变。由于体内激素水平的变化，会引起内分泌改变，机体对雌性激素的需求增加，在激素作用下，准妈妈也会变得漂亮：皮肤显得有光泽、脸色红润、秀发柔顺。

告别束身衣

怀孕后，由于肚子渐渐隆起，身体各个部位都会有些"发福"，以前的衣服自然是不能穿了。要穿什么衣服才更能显示出准妈妈的风韵呢？

随着腰身越来越大，束身衣肯定是不能穿了，暂时存入衣柜，给自己产后留下恢复的目标吧。谁说怀孕后一定要穿又肥又大的运动裤或背带裤？现在有很多修身的牛仔裤，腹部用弹性很大的材料，腰围也可以调节，穿上这样的裤子一定会使准妈妈显得更加精神、漂亮。

内衣、胸罩和鞋子

从确定怀孕开始，就应该穿纯棉内衣和纯棉内裤。换上纯棉文胸，是为了不堵塞乳腺，文胸最好买大一点的，不要太紧。怀孕第3个月最好就穿孕妇内裤，具有托腹作用，也许刚穿上时，还不足以撑起来，但穿着确实会很舒服。记住要穿质量好一些的，这样对准妈妈和胎儿都大有好处。

千万不要穿高跟鞋。穿高跟鞋走路，腿部容易疲劳，尤其准妈妈腹部不断增大，身体有所变化，和平时不一样。为自己购置几双软底鞋子，建议买了新鞋一定再去重新粘一个底，让鞋底和鞋跟更防滑。

　　鞋子建议选择薄底的、平底或者带底跟的，或者以前的运动鞋，要穿很长一段时间，如果鞋底发硬，准妈妈会很不舒服。到孕中期，脚也会比以前大一些，要留有充分余地。

选择孕妇装的细节

♛ 最适合的孕期服装

　　不要勒紧腹部，好脱好穿，保暖，吸汗率高，可以水洗，可以利用的宽松男装，产后仍然能穿着，宽松的裤裙。

♛ 孕期穿着基本原则

　　宽松、不束缚身体，是穿着孕装最重要的基本原则，市面上的流行女性刊物，大多会登载新款的孕妇装缝制方法，只要不太复杂，去量衣定做不失为好的选择。

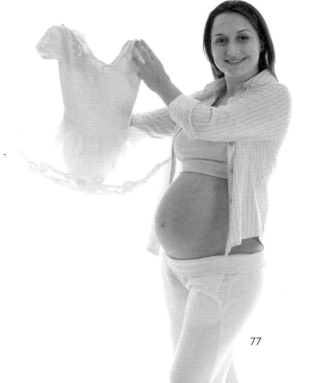

便秘的烦恼

孕期便秘是绝大多数准妈妈躲不掉的麻烦。准妈妈便秘，难受是小事儿，准妈妈们最关心的便是便秘会不会影响腹中胎儿。

孕期便秘的原因

有很多消化功能一贯正常的女性，怀孕以后常常会发生便秘。这是因为，妊娠后胎盘分泌大量的孕激素，使得胃肠道的平滑肌张力减低，活动减弱，影响到食物消化吸收。因此，准妈妈常常会有消化不良、肠胀气和食物运送延缓的现象。食物残渣在大肠内滞留越久，水分被肠壁吸收得越多，最终形成的粪便就干燥而坚硬。排便需要动力，但准妈妈的腹壁肌肉变得松弛，收缩力不足，再加上增大的妊娠期子宫有碍下行，虽然粪便已达肛部，引起排便的感觉，但就是排不出来。

由于妊娠引起的消化系统变化人皆有之，但发生便秘的情况却与个人的体质、饮食、生活习惯、活动程度有关。对那些一直习惯于多饮水、多吃有渣食物、养成定时排便习惯、注意体育锻炼的女性来说，怀孕后一般不会便秘。反之，则容易发生便秘。

远离孕期便秘

孕期要防止便秘，就当做到：养成每天按时排便的习惯；多吃含膳食纤维比较多的蔬菜；勤散步，多活动，最好做一些简单的体操；多喝水，如喝蜂蜜水可以有利通便，每天清晨最好喝一杯淡盐水；多吃水果；如果已经发生严重的便秘，可以用开塞露或外用滑润剂通便。

便秘的食疗方法

准妈妈由于胃酸减少，体力活动减少，加上胎儿挤压肠部，肠肌肉乏力，常出现肠胀气和便秘。孕中期，便秘的症状可能会加重。食疗方法在于：要注意调理好膳食，多吃些含粗纤维多的绿叶蔬菜和水果；多喝水，可在每天早晨空腹饮用一杯温开水，有条件的话，可在温开水中加入适量蜂蜜冲服（水温不宜超过60℃）。此外，熟的香蕉以及青苹果、黑芝麻和新鲜红枣等均有较强刺激肠蠕动的作用，可早晚各吃一些。

另外，准妈妈也可以做一些运动，以缓解便秘。

1. 旋转骨盆：准妈妈两脚脚尖指向正面站立，两脚打开与肩同宽，伸直背肌，轻度弯曲膝盖，把手放在腰骨附近，让上半身保持稳定，然后开始活动骨盆，幅度以自己感觉舒适为佳。

2. 纵向活动骨盆：准妈妈要浅坐在椅子边上，伸直背肌，两脚张开到让上半身稳定的位置，一边吐气、一边弓着腰让身体靠近椅背，然后吸气。接着重复上面的动作。

3. 扭转骨盆：准妈妈仰卧，立起双膝，双手放在头下，然后双膝并拢，边吐气边慢慢向一侧倾倒，完全倒下后吸气。接着重复上面的动作，以8次为基准，左右交替进行。

正确饮食防痔疮

由于胎儿增大而压迫肠道，妨碍了直肠内血液的流通，使盆腔器官血液回流减少，直肠周围静脉曲张形成痔疮。准妈妈应慎防患上痔疮，平日要多喝水，多吃高纤维食物及常做体操，以避免便秘。食疗方法为：将黑芝麻、杏仁、大米分别用清水浸泡半天，然后捞出杏仁、去皮，与黑芝麻、大米混合碾成粉，放入烧开的清水中，熟后拌成糊状，加白糖溶化后食用。

天天运动身体好

　　合理的运动不仅能使准妈妈的心情变得更好，还能改善准妈妈的睡眠质量，缓解怀孕期间的各种疼痛。同时，锻炼可以使肌肉更强壮、更有耐力，为分娩做好准备，并使产后的体形更容易得到恢复。

适宜的运动

♛ 游泳

　　在水中的压力有助于减轻孕期水肿，水压能把血管外的水分引至血管内，有助于利尿、减轻水肿。游泳不会使准妈妈的心跳及呼吸增加太多，也不会增加身体负荷。怀孕期体重增加、姿势的改变，膝盖容易疼痛，通过水的浮力，能使膝盖承受体重的压力得以缓解。

　　除了游泳外，在水中走路、踏步或是抬脚，都有较好的运动效果。因为水中阻力的缘故，即使只在水中走路，也能得到较地面上更大的运动量。同样长短的运动时间，在水中的运动量会较在地面的运动量更大。如在水中走25米的运动量，相当于在地面上走200米的运动量。

　　值得注意的是，孕妈妈阴道防御能力差，要注意选择卫生条件比较好的泳池。

♛ 爬楼梯

爬楼梯属最常见的活动，爬楼梯的时候膝盖需要负荷身体，要采取多次、少量的方式。一次可以爬2～3层楼梯，一天之内可以多爬几次，一次最多不要超过5层楼，如果一次就爬10层楼以上，会对膝盖产生不良影响。

♛ 瑜伽

练瑜伽能让身体有良好的柔软度。身体的柔软度好、关节的活动度大，运动时就不易受伤。另外，在伸展身体的过程中，肌肉必须停留在伸展的状态，能锻炼肌肉组织耐力。做瑜伽肌肉伸展度大时，动作比较激烈，所以，准妈妈只能做适度瑜伽。

运动之前先热身

准妈妈在运动前进行适当的热身动作，能使身体为锻炼活动做好准备，如果不热身，可能会引起痉挛。在开始锻炼之前，准妈妈可以采用以下舒展运动来热身，这样能促进血液循环，给自己和胎儿提供良好的氧气供应。每个动作要重复5～10次，注意做的时候姿势要正确。

♛ 头部和颈部运动

将头轻轻地歪向一侧，然后抬起下巴，将头转动至另一侧，再转向下。从另一侧开始，重复一遍。把头放正，慢慢地转向右边，再转回到前面，然后转回左侧，回复至前面。

♛ 腰部运动

舒适地坐下，双脚交叉。背部伸直，轻柔地向上伸颈部，呼气并将上身右转，同时，右手放在身后，左手放在右膝上，使其起一个杠杆作用，帮助身体扭转到角度更大的位置，慢慢舒展腰部肌肉。从相反方向重新做一遍动作。

♛ 手臂和双肩运动

双脚放在臀下跪坐，右臂向上举起，慢慢地伸至头顶，曲肘并使手在背后向下，将左手放在右手肘上，拉伸20分钟，再放松。换一只手臂重做一遍。

♛ 双腿和双脚运动

背挺直坐，双腿向前伸出，双手撑着臀旁的地面支撑身体，慢慢地屈膝，然后伸直。换一条腿再做一遍。这种动作可以增强小腿肌肉和大腿肌肉的协调性，有助于缓解肌肉痉挛。

孕期保健操

♛ 收缩骨盆底肌群

1.预备动作：四肢着地，上半身的肩、肘、腕位放在同一直线，下半身的髋关节在膝盖骨的正上方。双手与肩同宽，双脚与臀部同宽，背部打平，头、颈放松。

2.动作1：吸气时放松，吐气时收缩腹部，并且提肛夹臀。

3.动作2：收缩腹部，维持手、脚四点着地，身体平行前移与后移，能感觉到腹部收缩得更紧实。每项运动可以重复进行6～8次。

4.效果：帮助稳定核心及骨盆底肌群，但不要直接趴在地板上做。

♛ 骨盆与腹部运动

1.骨盆运动

(1)预备动作：坐在皮球上，双脚与肩膀同宽，并踩着地面，双手置于身体两侧。

(2)动作1：保持腰部不动，头、颈、背保持一直线，往前往后运动骨盆。

(3)动作2：保持腰部不动，骨盆由左至右作360°旋转。

(4)效果：控制骨盆和腰的位置，适度活动骨盆，可以舒缓腰部与骨盆。因为站立过久引起的肌肉韧带紧绷，避免关节酸痛。

2. C字形运动

（1）预备动作：坐在皮球上，双脚与肩膀同宽，踩在地面，双手打开与肩同宽并向前伸直。

（2）动作：缩小腹，肚脐向内吸气，让脊椎延伸，使背部呈现C字形的圆弧状。

（3）效果：锻炼腹肌。

♛ 下蹲运动

1. 预备动作：双脚打开比肩膀宽度稍大一些，抬头挺胸，肩膀后缩、放松，双手自然放下。

2. 动作：双手往前直伸，在上半身保持直立的情形下，往下蹲，腹背部会有被拉紧的感觉。蹲之前必须收缩小腹，提臀、肛，以稳定重心，膝盖弯曲的角度不要超过脚尖，以免加重膝盖负担。双手也能放在腰上。

3. 效果：训练核心肌群+骨盆+大腿+臀部，相当适合准妈妈，防治腰酸背痛，还能加强腿、臀的力量，有助产之效。有背痛现象的准妈妈或者从较轻松的动作开始，可在墙壁与背部之间加上皮球进行。

♛ 侧躺抬腿

1. 抬腿

（1）动作1：抬腿，脚指头往前伸，抬起的角度不要太高，否则无法稳定腰部。

（2）动作2：维持缩小腹，慢慢将脚放下，回到预备动作。

2. 侧踢

（1）预备动作：身体侧躺，下方的脚弯曲，上方脚伸直，头靠在下方手臂上，位于上方的手臂则扶地以保持平衡，缩小腹，身体不要往前或往后倒。

（2）动作1：上方的脚往前伸，再向后侧踢。

（3）动作2：维持缩小腹，慢慢将脚放下，回到预备动作。

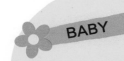

孕期生活全记录

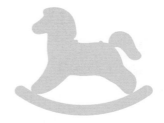

那些妈妈不在意我却很在意的事儿

● 准妈妈洗澡要小心

水温不宜过高。现代医学研究表明，水温过高会损害胎儿的中枢神经系统。据临床研究测定，准妈妈体温上升2℃，就可能造成胎儿的脑细胞发育停滞；如果上升3℃，则有杀死脑细胞的可能。脑细胞一旦损害，多为永久性的伤害，会造成出生后的婴儿智力障碍。所以，洗澡时的温度越高，造成的损害越重。准妈妈沐浴时，水的温度应控制在38℃左右。

不宜洗盆浴。怀孕后，准妈妈的内分泌功能会发生很多方面的改变，阴道内具有灭菌作用的酸性分泌物减少，体内的自然防御机能降低。如果坐浴，水中的细菌、病毒极易进入阴道、子宫，影响母婴健康。因此，采用淋浴的方式更好。

浴室不宜密不透气。有些家庭中，为了预防冬春季节的寒冷，常常把浴室弄得密不透气，甚至安装沐浴罩。这对于一般人来说是可以适应的，但准妈妈在太过密实的环境内洗澡，很容易出现头昏、眼花、乏力等症状。这是因为洗浴空间相对封闭，水温较高，氧气供应量会越来越不充足。此外，由于热水刺激，全身的毛细血管扩张，会使准妈妈的脑部供血量降低，容易造成昏厥。

● 浴室安全注意事项

准妈妈在浴室里最应注意的是不要滑倒，所以，在浴缸里一定要垫上一块防滑垫，浴室的地板如果不是防滑的，也一定要垫上垫子才行。

香皂用完后随手放在固定的地方，不然的话，滑落到地上，准妈妈不当心踩到了可是十分危险的。洗澡时最好不要将门从里面锁上，以免发生意外时影响救护。

● 上下班路上注意安全

上班的准妈妈最好比别人早一些出门，让自己从容一些，这样不至于急匆匆地跑上跑下赶公交车或地铁，还可以避开早上班的高峰人群。

下班后，如果不方便提前一些离开单位，那最好在办公室里多逗留一会儿，避开晚下班的高峰人群。

每天清晨上班步行，不但可以呼吸新鲜空气，而且通过步行产生适度疲劳有利于睡眠、调解情绪、消除烦躁及不安等。但是准妈妈注意不要走得太快、太急，避免身体受到较大的震动。

我的伙食怎么样

● 本月准妈妈饮食原则

本月准妈妈开始进入孕中期，随着月份的增加，胎儿所需营养也在不断增加。这一时期准妈妈一定不要忽略以下3种元素的补充。

钙：钙是胎儿牙齿和骨骼发育的重要元素，孕中期是胎儿骨骼和牙齿发育的重要时期，如果准妈妈缺钙，就会造成新生儿先天性喉软骨软化病，甚至出现颅骨软化、方颅、前囟门闭合异常等疾病。因此，准妈妈要重视补钙，多摄取富含钙质的食物，如干酪、豆腐、鸡蛋、小虾、沙丁鱼等。

锌：锌是胎儿脑细胞分裂生长以及正常发育的重要元素，准妈妈缺锌会导致胎儿大脑皮层边缘部海马区发育不良，严重的还会影响胎儿后天的智力及记忆，甚至导致身材矮小、体重不增、味觉功能异常，引发拒食症或异食症等。因此，准妈妈应多进食一些富含锌元素的食物，如牛肉、羊肉、蛋黄、芝麻、花生、豆类等。

DHA：可促进脑发育、提高记忆力。营养学家指出，要想生一个健康聪明的宝宝，就必须补充DHA。因此，准妈妈从第4个月起要适当吃些富含DHA

的食物，如深海鱼、金枪鱼、三文鱼、鲱鱼、毛鳞鱼、鲑鱼、鳟鱼、鳕鱼、刀鱼、青鱼、沙丁鱼、鳗鱼等，但要注意不宜生吃。另外，淡水鱼中的鲫鱼、黄鳝、鱼卵以及瘦肉、鸡蛋、牛奶、豆腐、豆浆等也可适量食用。

● 推荐食谱

清蒸砂仁鲈鱼

材料：鲈鱼1条，砂仁、生姜各10克。

调料：料酒、盐、麻油、味精。

做法：将砂仁洗净，沥干，捣成末；生姜去外皮，洗净，切成细丝。鲈鱼处理干净，抹干水，把砂仁末、生姜细丝装入鲈鱼腹中，置于大盘中。再加入料酒、盐、麻油、味精和清水，放在蒸笼内蒸至鱼肉熟透即可。

豉汁蒸排骨

材料：排骨500克、豆豉30克。

调料：葱、姜、白糖、生抽、盐、植物油、香油、醋、水淀粉。

做法：将排骨从骨缝逐条切开，清水冲洗干净，剁成小块。把豆豉放入小碗里用水浸泡5分钟，洗净。葱洗净，切段；姜去皮，洗净，切丝。将排骨用豆豉、生抽、盐、白糖、香油、植物油、水淀粉、醋搅拌均匀，在上面撒少许姜丝，装入盘中摊平，上锅用大火蒸约30分钟，熟透取出，食时撒上切好的葱段即可。

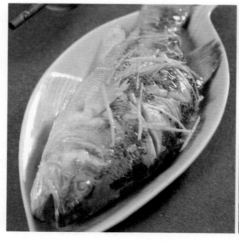
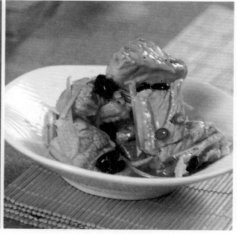

● 本月安胎检查

唐氏综合征筛查

唐氏综合征又叫作"21三体综合征"，是指患者的第21对染色体比正常人多出一条（正常人为一对）。

唐氏筛查须空腹进行，抽取准妈妈血清，检测母体血清中甲胎蛋白（AFP）和绒毛膜促性腺激素（HCG）的浓度，结合准妈妈年龄和采血时的孕周，计算出患唐氏综合征的危险系数，这样可以查出80%左右的唐氏患儿。

这项检查通常在准妈妈妊娠14～21周进行，一般最晚不超过22周，15～20周检测效果最好。如果唐氏筛查结果显示胎儿患有唐氏综合征的危险性比较高，就应进一步进行确诊性的检查——羊膜腔穿刺检查。如果准妈妈年龄较大（大于35岁），或之前曾经有过分娩畸形儿的病史，医生往往也会推荐进行羊膜腔穿刺术和染色体测定以进一步诊断。

羊膜腔穿刺术

羊膜腔穿刺术是一种能够揭示某些胎儿异常的检查。在遇到唐氏筛查高危或孕妇高龄的情况时，羊膜腔穿刺术就成了排除异常的关键手段。

首先，超声波检查用来确定羊水囊的位置，在这儿穿刺可避开胎儿和胎盘。然后，对准妈妈腹部的皮肤进行消毒并局部麻醉。最后，用一根长针经腹部刺入羊膜腔，同时在超声引导下，小心避开胎心，用注射器从子宫中抽出羊水。在实验室里从羊水中分离出胎儿的细胞，进行胎儿染色体核型分析，能够最终确诊胎儿是否有染色体异常。

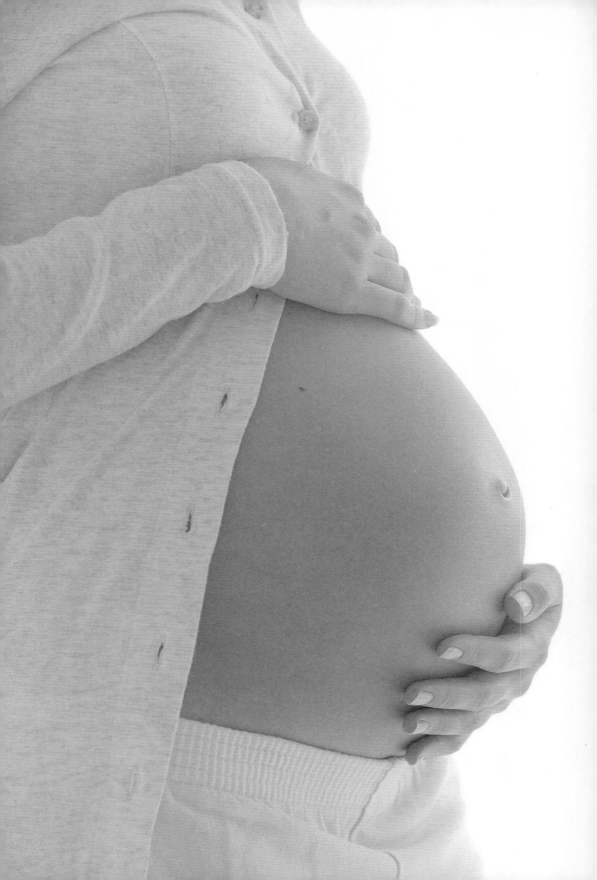

05

怀孕第5个月：
我是一个活泼的孩子

准妈妈在此期间可第一次感受到胎儿轻微的活动，

随着胎儿的力气越来越大，

他（她）的每一举动准妈妈都能感觉到。

孕17周
4月23日

妈妈说我动起来的时候像条小鱼

怀孕好几个月，小家伙终于用自己的动作向妈妈发来了第一份礼物，血脉相通，躁动于母腹中，是只有你才能体会到的惊喜和欣慰。

胎动明显了

胎动是胎儿各部位肌肉、骨骼的运动。表现形式有滚动、踢、打嗝及呼吸运动等，而且最能被准妈妈明显感觉到。正常的胎动是生命力的象征，它的出现好比胎儿向家长报告："我的情况良好。"胎动最初出现的部位是在下腹中部，明显的感觉：好像手中轻轻地握住一只小鸟，小鸟正在挣扎欲脱时产生的一种急促、短暂、局限的感觉。胎动次数因孕周而异。妊娠早期时，胎动较弱较少，妊娠18周以后逐渐增加；妊娠29~38周时活动频率达到高峰，以后又稍微减弱直至分娩。每个胎儿有自己的胎动节律和频率，每天胎动次数一般在30~40次。一日之中早晨胎动较少，上午8—12时胎动均匀，而后逐渐减少，下午2—3时最低，晚上8—11时又增加到最多。日平均每小时胎动3~5次，持续计数12小时30次以上则表示胎儿情况良好。准妈妈应该每天早晚各1小时自数胎动。

胎动监测是通过准妈妈自测评价胎儿宫内情况最简便有效的方法之一。随着孕周的增加，胎动逐渐由弱变强，至妊娠足月时，胎动又因羊水量减少和空间减小而逐渐减弱。若胎动计数≥6次/2小时则为正常，<6次/2小时或减少50%者则提示胎儿有缺氧的可能。

准妈妈情绪与胎动

准妈妈精神状态的突然变化，如惊吓、恐惧、忧伤或其他原因引起的精神过度紧张，能使大脑皮质与内脏之间的平衡关系失调。如胎儿长期不安，体力消耗过多，出生时往往比一般婴儿体重轻1千克左右。如准妈妈与人争吵后3周内情绪不好，在此期间，胎动次数较前增加1倍。母亲在孕期的情绪长期受到压抑，婴儿出生后往往出现身体功能失调，特别是消化系统功能容易出现紊乱。

母亲与胎儿神经系统并无直接联系，为什么母亲怀孕时情绪不好会影响胎儿呢？这是因为准妈妈情绪刺激能引起自主神经系统的活动，从而释放出乙酰胆碱，还可引起分泌的变化，分泌出不同种类、不同数量的激素，所有这些物质都通过血液经胎盘和脐带进入胎儿体内，从而影响其身心健康。另外，神经高度紧张使准妈妈大脑皮质的兴奋性增强，致使大脑皮质失去与内脏的平衡，也会影响胎儿的正常发育。

寻找胎动异常的原因

胎动异常是指胎动明显减缓、减少，甚至突然停止。产生胎动异常的原因主要有：

1. 胎盘功能不佳：造成胎盘供给胎儿的氧气不足，胎动会减缓。

2. 脐带绕颈：由于胎儿可以在羊水内自由地活动，可能会发生脐带缠绕颈部的情况。如果缠绕得太紧就会造成胎儿缺氧，胎动减少，甚至死亡。

3. 胎盘剥离：通常会造成准妈妈剧烈的腹痛、大量阴道出血和胎儿心跳减速，这种情况较易发生在有高血压病史，或腹部遭外力撞击的准妈妈，这会使得胎动突然停止。

4. 准妈妈发烧：轻微的发烧，胎儿并不会受到太大的影响，但如果准妈妈的体温持续超过38℃，准妈妈身体周边血流量增加，但子宫和胎盘的血流量减少，胎儿也会变得少动。胎儿的体形增大、羊水量减少，使得子宫内的空间相对地变小，胎动也就自然地减少。

脐带，我的新玩具

脐带是胎儿与母体之间联系的纽带，它一端与胎儿腹壁的脐轮相连，另一端附于胎盘的近中心处。脐带和胎儿同在一个密闭的羊膜囊内，漂浮在羊水中，胎儿会不时地抚摸、撩拨脐带，将其作为自己的一个玩物。

脐带——胎儿的玩具

子宫里的胎儿现在很活跃，小家伙找到了属于自己的第一个玩具——脐带，喜欢用小手牵拉或抓住脐带，有时抓得紧到让氧气和养分的输送都受到影响，不必为此而担心，虽然顽皮好动，但小家伙不会玩得过分，以致伤害自己。

规律性爱调节紧张情绪

妊娠中期，不用再为如何避孕而烦恼，性生活质量会得到改善，加上孕期激素的作用，会使女性更有魅力，会变得更性感。有很多女性在怀孕的部分时间里，能感受到前所未有的快感，享受"性福"。

孕中期，有更多的血液流向骨盆，在夫妻亲热时更能增加感官敏感性，更容易达到性高潮。一般来说，孕中期的夫妻生活很少会伤害到胎儿，因为小家伙被包裹在羊水中，外部的冲撞对胎儿造成的威胁很小。除非遇到胎盘前置等特殊情况之外，一般夫妻都可以在孕中期适度地享受性爱。

孕19周
5月7日

超声波，你这是要给我拍写真吗

在做B超检查时，可以在仪器的屏幕上看到胎儿正在踢腿、屈体、伸腰、滚动或者吮吸自己的拇指。通过B超，准爸爸可以和正在准妈妈体内表演的胎儿进行"对话"。

孕中期B超检查的内容

B超检查是指用超声波照射子宫内腔，通过观察反射在超声波显示器上的胎儿画面，检测胎儿的发育程度和有无畸形等状态的检查方法。B超在孕早期、孕中期、孕晚期各做1次。早期了解孕龄，中期了解胎儿发育有无异常，晚期了解胎儿大小及是否安全。孕中期的B超检查包括：

♛ 判断胎儿的生长发育是否符合孕周

B超通过测定胎儿双顶径可以了解胎儿的发育情况。在孕中期，双顶径每周增加2.4～2.8毫米，孕晚期每周增加2毫米。

♛ 判断胎儿有无畸形

怀孕4个月后，胎儿的各器官已基本形成，故要了解胎儿有无畸形，可以选在孕20～24周。孕周过小，看不清楚；孕周过大，一旦发现畸形，要终止妊娠更不适宜。

♛ 观察胎儿在子宫内的安危

这包括了解胎盘部位结构、观察羊水量、观察胎儿的活动，以判断胎儿有无缺氧等。总之，B超检查是为了查看胎儿的生长发育情况，确定是否有先天缺陷，并检查胎盘和脐带状况。在进行B超检查之前，建议准妈妈要多喝水，不要排尿。因为如果膀胱是空的，子宫就会移到骨盆的下侧，致使检查难以进行。检查之前，医生会在腹部涂抹润滑剂，润滑剂有助于检测仪在腹部表面移动。

准妈妈需要做彩超吗

彩超的超声量较黑白B超大一点，但对胎儿来讲也是安全的。彩超的最大优点是能看到血管和血流，它能更清晰地反映胎儿在子宫内是否缺氧。在某些情况下，譬如要了解胎儿心脏有无异常，或是做脐动脉收缩压/舒张压检查，就必须用彩超。如果仅仅是要了解胎儿发育是否正常，胎盘功能是否良好，那么用黑白B超即可。

准爸爸要学会听胎心

到了孕中期，准爸爸应学会听胎心，用胎心仪是最简单有效、最准确的方法。在怀孕24周之前，胎心音多在准妈妈的脐与耻骨联合之间。24周之后，胎心随胎位而不同，可在准妈妈脐的左下方或右下方。听胎心不是一下就能掌握的，要学会分辨胎心音与肠鸣音、母体主动脉音和母体心音。

胎心音是有规律的，而肠鸣音不规律；胎心跳动快，母体的心率慢。正常的胎心率为110～160次／分。在某些情况下，如准妈妈情绪激动、大运动过后、饥饿血糖低时、胎动过后，胎心率可大于160次／分。在安静的情况下，如果10分钟内发现胎心率总是低于110次／分或高于160次／分，应该及时去医院就诊。

孕20周
5月14日

变胖，变胖，妈妈长出了水桶腰

妈妈身体最明显特征是腹部逐渐膨胀，乳房日趋丰满，胸围逐渐增大。子宫像幼儿的头部，已经相当大，下腹部的隆起开始明显，有可能出现下肢水肿。虽然苦恼很多，但想想这些都是孕育一个宝宝的必经之路，也就会有一份甜蜜的幸福感。

了解控制体重的范围

为了防止身体过胖、胎儿过大或生出低体重儿。准妈妈在怀孕期间要了解体重增加的"目标"控制：

1. 女性一旦怀孕，如其体重超过标准体重20%，则怀孕期间体重增加目标为7～8千克。在孕中期、孕晚期每周增加体重不超过300克。

2. 怀孕前体重正常的妇女，而且不准备产后哺乳，则增加体重的目标为10千克，孕中期、孕晚期每周增加体重350克。

3. 怀孕前体重为标准体重的90%者，且准备产后哺乳，增加体重的目标为12千克，每周增加体重400克左右。

4. 怀孕前体重在标准体重的90%以下者，怀孕期体重增加目标为14～15千克，每周增加体重500克。

5. 如果为双胎，则体重增加目标为18千克，怀孕最后20周，每周增加体重650克。

体重管理

女性在妊娠过程中体重一定会增加，到了孕晚期，准妈妈的体重会进入快速上升阶段。孕期体重增长是好事，但是也要控制好增长的量。体重一味增加不仅会增加准妈妈分娩时的难度，还会导致准妈妈患上妊娠病症。当然，体重过轻的准妈妈也会有一定麻烦，身体瘦弱的准妈妈通常不能提供充足的营养给胎儿，影响他们的健康成长。

♛ 你的体重标准吗

BMI=体重（千克）/身高² （米）

BMI值	小于18.5	18.5～22.9	大于23
类型	偏瘦	标准	偏胖
孕期可增加范围	12～15千克	10～14千克	7～10千克
体重管理方法	此类准妈妈孕期可能无法按照既定目标提高体重，平常要注重饮食均衡，防止营养不良	此类准妈妈注意不要让体重快速增长，在均衡饮食的同时可以做一些运动	此类准妈妈一定要严格控制体重，可以做一些力所能及的运动，防止妊娠病症发生

♛ 体重增长过快

体重增长过快不仅会加重准妈妈的负担，还有可能导致准妈妈患上妊娠期病症。妊娠高血压综合征会导致准妈妈出现高血压、水肿、蛋白尿等症状，影响胎儿的成长发育、氧气的获取，严重时还会引发胎儿生长缓慢、胎盘早剥、死胎等严重后果。难产也是体重增长过快易导致的病症之一。准妈妈体重猛增，胎儿的个头自然也小不了，这就增加了胎头下降和胎头进入骨盆腔的难度，易引起难产，给准妈妈及胎儿的生命造成危害。

♛ 胖妈妈调理

体重超标的准妈妈通常要比正常体重的准妈妈经受更多的"重任"。调理时要多吃新鲜的蔬菜、水果和多种粗粮。对于高脂肪、高热量的食物要少吃

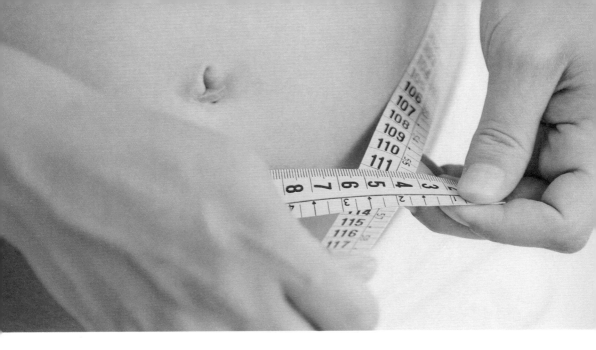

或尽量不吃，还要控制盐和油的摄入量，食用过多只会让身体吃更多的"苦头"。除了饮食外，准妈妈也要适当进行运动，这样既可以减少脂肪，又可以增加肌肉的力量，避免分娩时子宫收缩无力。

♛ 体重增长过慢

如果妊娠期间准妈妈体内的营养不充足，胎儿的正常发育会受到影响。体重增长过慢的准妈妈，胎儿很有可能发生宫内发育迟缓。若妊娠28周后体重不再增加，胎儿的生长和发育会因此减慢以至停止。如果胎儿的体重小于该月份标准体重，就会被定义为宫内发育迟缓。体重过轻的胎儿常伴有营养不良、抵抗力低下等异常情况，这就增加了婴儿患传染性疾病和寄生虫疾病的概率。

♛ 瘦妈妈调理

建议瘦妈妈在此时开始加紧补充营养，只有体内存有足量的营养元素时，胎儿才能长得更健壮。在平时的饮食中要多补充钙质、铁质、蛋白质及热量。除了食补外，适当的运动也必不可少，运动可以帮助肠胃加快蠕动的速度，提高食欲。如果准妈妈的体形过于清瘦，还可以在医生的指导下服用一些营养药物或补品。

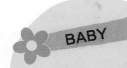

BABY

孕期生活全记录

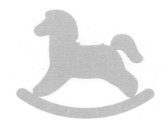

那些妈妈不在意我却很在意的事儿

● 服装巧妙搭配显韵味

生活中人们的视线都会不可避免地集中在准妈妈的腹部。因此，选择能够将旁人的视线从腹部吸引到其他地方的孕妇服饰非常重要。外出时，可以在胸部佩戴胸花或者胸针之类别致的饰物，这样可以将人们的视线吸引到腹部上方。使用围巾搭配也能使孕妇显得体态优雅。在平时穿过的连衣裙中，只要不是过短或太紧的，在孕期照样也能穿。特别是A字形连衣裙和高腰型女装系列，由于裙非常宽松，因此可以一直穿到妊娠末期。

随着腹部渐渐隆起，上衣可以穿宽松的衬衫、T恤衫或丈夫的衬衫。以前的裤子现在基本不能穿，可以试着穿灯笼裤。到了后期，可以拆掉裤腰上的松紧带，这会使孕妇活动方便、穿着舒适。系带子的衣服在分娩后也可以穿。

在购买孕妇服的时候，选择分娩后也能穿的样式是非常经济的做法。可选择孕期和平时都可用的衣服：去掉腰带是孕妇服，系上腰带则变成平时也可穿的衣服。

● 准妈妈要注意工作时的姿势

有些准妈妈需要长时间在办公室工作，如果工作时姿势不正确，久而久之会导致腰酸腿痛甚至危及胎儿的安全。下面我们就来介绍一些工作时的正确姿势。

坐姿

准妈妈需要长时间坐着工作时，如果不定时活动手脚，特别容易引起水肿或静脉曲张。准妈妈可以在脚下放一张矮凳，让双脚踏在上面，以防止静脉曲张。长时间坐着工作时，准妈妈可以活动一下脚部。要点是双脚掌向下，然后再向上，继而打圈，如此为一组，共做10次，每隔1小时做一次最佳。

在保持坐姿时，准妈妈扭动腰部属于危险动作，做此动作可能会引起流产。如果要转身，准妈妈应整个身体转向，不能只扭动腰部。

取物

准妈妈不要踮起脚尖取高处的物品。因为怀孕后腹部重量增大，重心向前倾容易失去平衡，撞到高处物品时，会使物品跌落而撞到腹部。如果需要取高处物品，准妈妈应踩在矮凳上，以免失去平衡。

有的准妈妈在拿取物品时，为避免碰到腹部，常常把物品伸得很靠前，使身体重心向前倾，而腰部有相应的向后动作，经常这样做，会引起腰痛。

准妈妈应该保持腰部挺直，让物品尽量贴向身体，但又不要把物品放在腹部的位置。在拾取掉落在地上的物品时，准妈妈不应该弯腰，应前后脚蹲下，腰挺直，慢慢地拾取。

我的伙食怎么样

● 本月准妈妈饮食原则

从这个月起，准妈妈的基础代谢会加快许多，因此，要摄取更多营养物质来满足胎儿的需要。

能量：能量主要来源于主食，所以准妈妈的主食摄入量每天不少于300克，并做到粗细粮搭配食用。

脂肪：脂肪是准妈妈日后分娩和产后哺乳的必要能量储备，所以准妈妈要多食用植物脂肪，如植物油、花生、核桃等含有必需脂肪酸的食物。

蛋白质：优质蛋白在整个孕期必不可少。特别在孕中期，一方面要为胎儿的组织增长供给优质蛋白；另一方面为分娩、产后哺乳进行储备，所以，准妈妈应增加蛋白质的摄入。动物蛋白要优于植物蛋白，因此，准妈妈可多吃些动物内脏、鱼类、奶类、飞禽走兽的瘦肉等。

维生素：孕中期母体和胎儿对维生素的需求增加，因此，准妈妈须及时补充叶酸、B族维生素、维生素C及维生素D等。特别是北方日晒较少的地区的准妈妈，还要多吃海鱼、动物肝脏以及鸡蛋等富含维生素D的食物。

● 推荐食谱

糖醋莴笋

材料：莴笋100克。

调料：醋、盐、白糖、葱末、姜末。

做法：将莴笋去根，去皮，洗净，切滚刀块，焯水，捞出沥干，加盐拌匀，晾凉。将白糖、醋、葱末、姜末放入碗内，调成糖醋汁，倒入莴笋中腌渍入味，装盘即可。

本月安胎检查

● 第二次B超检查

本月准妈妈该做第二次B超检查了，通过这次检查，可以得知以下相关问题：

1. 测量胎儿的双顶径，双顶径是指胎儿两个顶骨之间的距离，这是判断胎儿发育状况最有价值的一种方法。在这个月，胎儿的双顶径平均为（4.52±0.53）厘米，且双顶径每周增加2.4～2.8毫米。

2. 通过查看胎位、羊水、胎盘、脐带等来判断胎儿在宫内有无缺氧等情况。

3. 检查胎儿的神经系统、心血管系统、泌尿系统、呼吸系统以及骨骼系统等是否存有畸形。但是有些畸形，如先天性耳聋等则是无法查出的。

4. 预测是否可能早产。如果你曾有过多次流产，那么利用B超测量一下宫颈管的长度很有必要，它可以预测日后是否会发生早产。

5. 查看是否会患上妊娠高血压综合征。如果你的家庭成员或亲属中有人曾得过妊娠高血压综合征，那么借助B超检查子宫动脉的血流情况即可预测你患上妊娠高血压综合征的可能性有多大，医生也可据此做出相应的预防处理。

● 甲胎蛋白检查

甲胎蛋白（AFP）在孕期会随着怀孕时间而呈现不同幅度的升高，但在不同时期有其正常的范围标准，通过检查甲胎蛋白可协助诊断胎儿有无异常及是否能继续妊娠。一般情况下，甲胎蛋白在孕12～14周时开始上升，在孕28～32周时可达到最高峰，随后会维持一个相对稳定的状态，之后再逐渐降为正常水平。虽然甲胎蛋白在孕期可有一定程度的升高，但超出正常范围时，应及时去医院就诊治疗。了解并掌握准妈妈甲胎蛋白的正常值，对观测胎儿有无异常、降低胎儿畸形的发生率、确保母婴的健康都很重要。

● 血清抗体检查

血清抗体是一种免疫球蛋白（Ig），主要包括IgG、IgA和IgM等。血清免疫球蛋白的测定是检查体液免疫功能最常用的方法，通常检测IgG、IgM、IgA这三类就可以代表血清免疫球蛋白的水平。

IgG为不完全抗体，分子量小，可通过胎盘引起胎儿溶血，因此，临床主要采用IgG定量法来检测准妈妈体内的血清抗体。如果准妈妈血型为O型，准爸爸血型为A型、B型或AB型，则新生儿可能会发生溶血症，需要进一步检查准妈妈血清中IgG抗A（B）效价。如果准妈妈血型为Rh阴性，可以因妊娠、输血等获得Rh抗体，当再次与相应抗原血液相遇，将引起严重输血反应或新生儿溶血症；夫妻之间Rh血型不合，有可能发生严重的新生儿溶血症。如果准妈妈血型为Rh阴性，准爸爸血型为Rh阳性，需要进一步测定准妈妈血清中的抗体水平。

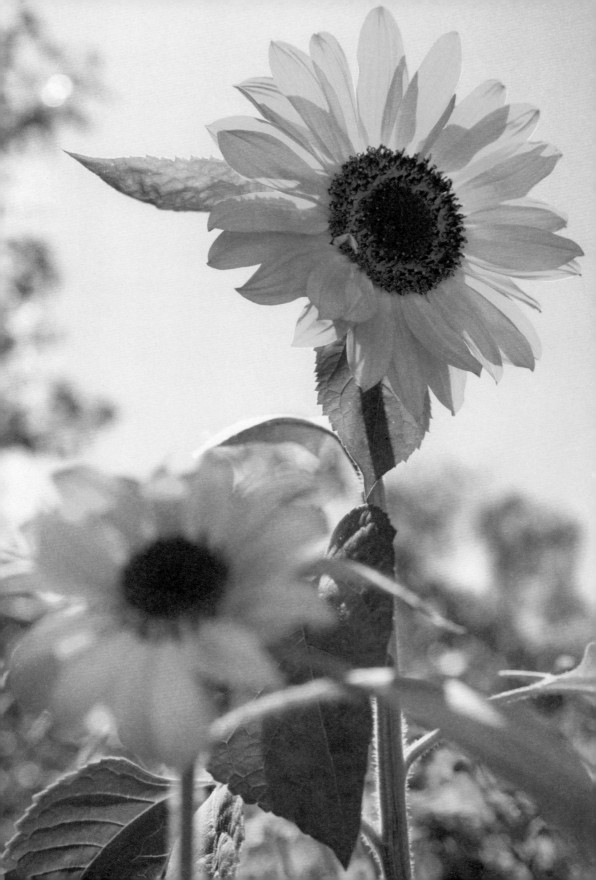

PART

06

怀孕第6个月：
不听肖邦的，我要莫扎特

好的心情让准妈妈更有精力去关心腹中的宝宝了，

偶尔对着胎儿说说话，

可以促进准妈妈与胎儿幸福的心灵沟通。

水肿的妈妈

从现在起，你的孕程已经顺利度过了一半。近来身形的变化会让人觉得有些笨重，呼吸也明显得急促多了。由于子宫在体内增大，压迫盆腔静脉，会使下肢静脉血液回流不畅，引起双腿水肿，以脚背和内外脚腕关节附近水肿多见，到下午和晚上水肿会加剧，早上减轻。

不同的水肿和起因

妊娠期经常会发生下肢水肿，有的是由于胎儿发育、子宫增大，压迫下肢，使血液回流受影响，这样的水肿经过卧床休息就能消退。

多数准妈妈出现水肿，是由于增大的子宫压迫下腔静脉，使静脉血液回流受阻而导致下肢轻度水肿。这种水肿一般在较长时间休息后能够消退，早晨轻、晚间重，不是病理现象，准妈妈不必担心。

如果水肿严重，应及时就医，排除妊娠高血压综合征。

吃掉水肿

准妈妈发生孕期水肿，要多食用鸡脯肉、蛋、番茄、柚子、草莓、葵花子、玉米、核桃、稻米、大豆等食物。准妈妈不要吃难消化和易胀气的食物，如油炸食品、糯米糕、白薯、洋葱、韭菜等，以免引起腹胀，血液回流不畅，加重水肿。

不要长时间站立

准妈妈长时间站立会减缓腿部的血液循环，导致水肿以及静脉曲张。每站立一段时间，准妈妈必须定时让自己休息一会儿，坐在椅子上，把双脚放在小板凳上，这样有利于血液循环和放松背部。

如果没有条件坐，那就选择一种让身体最舒适的姿势站立，活动相应的肌肉群。如收缩臀部，就会体会到腹腔肌肉支撑脊椎的感觉。

准妈妈常常想伸直腰背挺肚子，这样会引起钻心的疼痛。需要长时间站立的准妈妈，为促进血液循环，可以尝试把重心从脚趾移到脚跟，从一条腿移到另一条腿。

缓解手水肿的运动方式

有的准妈妈在早晨起床时，容易感到手的水肿和僵硬，这是睡觉时血液循环不良所导致的，可以通过下面的一些运动来进行缓解。

♛ 手腕运动

轻轻晃动手腕，以不感到疼痛为适宜。

♛ 指尖——手腕运动

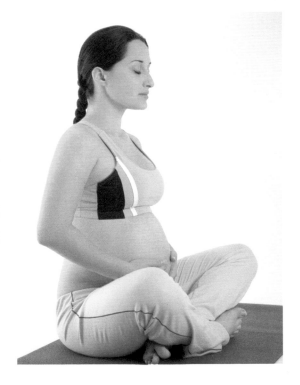

1. 准妈妈弯曲手肘，双手用力握紧。

2. 用力张开双手，需要注意的是，准妈妈要保证双手完全张开。

3. 将手指一根根弯曲，回到基本姿势，如此反复数次，可以缓解手部的僵硬感。

♛ 指尖——肩运动

1. 准妈妈从右手的拇指开始，一根根手指向里弯曲握拳，另一侧的手也是同样操作。

2. 从肩膀到上臂，边轻轻压迫，边以感觉舒适的力度揉搓。

应对静脉曲张的按摩方法

静脉曲张主要发生在躯体和腿的连接部位、膝盖的内侧和后侧、小腿等部位。在症状轻微的情况下，几乎察觉不到疼痛，但随着症状加深，形成疙瘩之后就会非常疼，腿变得沉重，步履蹒跚。依个人体质的不同，有大约50%的准妈妈会在不同程度上出现静脉曲张。一般都是在孕中期出现，但也有人早在怀孕的第2～3个月的时候就出现静脉曲张。为了预防静脉曲张，最重要的是不要长时间站立。同时，不要穿紧身的衣服和高跟鞋，最好不要盘腿坐。平时休息的时候躺着或者把腿放在椅子和靠垫上。

如果已经出现静脉曲张，最好穿上孕妇专用的高弹力长袜，并按摩脚底以促进血液循环。对于发生静脉曲张的部位，通过下面的方法进行按摩会有一定的效果。

预防静脉曲张。静脉的非正常拉伸会导致小腿和大腿疼痛。准妈妈平时把脚放在椅子上，离地面稍微有些高度会感到舒服一些。

缓解腿部疼痛。准妈妈不要过度揉捏由于静脉曲张而导致疼痛的部位，动作应有节奏，且轻柔。

减少腿部痉挛。通过平时充分的按摩，可以减少小腿和大腿的痉挛。当出现痉挛的时候，准妈妈可以抓住大脚趾向身体的方向拉扯。

孕22周
5月28日

让我安睡的小夜曲

这一段时间，小家伙好动的很，也在向妈妈发出信号，需要妈妈多和自己互动交流。因此妈妈爸爸的说话声音、美好的音乐等适度的外界刺激，都是影响胎儿发育的重要因素。带着愉快的心情，在温馨和谐的家庭环境氛围中，和胎儿一起，经常听一听舒缓、旋律优美的音乐吧。

和胎儿一起听音乐、互动

音乐能使准妈妈心旷神怡、浮想联翩，从而改善不良情绪，产生良好的心境，并将这种信息传递给腹中的胎儿，使其深受感染。同时，优美动听的胎教音乐能够给躁动于腹中的胎儿留下深刻的印象，使他（她）朦胧地意识到，世界是多么和谐、多么美好。

现在，胎儿已经能够听到准妈妈的声音，平时与胎儿聊聊天、听一听音乐，都能够给胎儿留下记忆。胎儿会被外界的声音或活动所惊醒：突然的噪声，喧闹的音乐，甚至汽车或洗衣机的震动都会吵醒胎儿。

尽情享受音乐浴

准妈妈坐在带靠背的沙发、椅子或躺椅上，双腿放在前面比座椅稍高的凳子上，手放在双腿两边，闭上眼睛，全身放松。音响放置在一定距离的地方，音量开到适中，音乐以自己喜爱的为主，连续播放10分钟左右。

随着音乐的奏起，全身自然放松，想象音乐如温热的水流自头顶向下流动，血液也在从头到脚来回有节奏地流动。然后慢慢睁开眼，随着音乐的节奏，手、脚有节奏地晃动，时间约2分钟或一首乐曲为限。当音乐停止以后，起身走动走动。享受完音乐浴，头脑的昏沉感和身体的疲乏感会一扫而光，准妈妈会变得头脑清醒。

音乐胎教的注意事项

许多市场上的胎教音乐CD都附有一个传声器，准妈妈把它放在腹壁上使声波直接进入体内。但一些专家认为，这种传导的方式，其高频声音对胎儿内耳基底膜上面的短纤维刺激很强，耳蜗底部最易遭破坏。为此，准妈妈要注意以下几点：

1. 尽量降低音乐的音量，尽量不使用传声器。

2. 请专业人员帮助选购CD，以确保质量。

3. 每次听的时间应为10～15分钟。

勤于哼唱别放松

再美妙的音乐也比不上来自于准妈妈的歌声。这是因为准妈妈的歌声能使胎儿获得感觉与感情的双重满足，无论是来自录音机还是电唱机的歌声，不仅没有准妈妈唱歌给胎儿机体带来的物理振动，也缺乏饱含母爱对胎儿感情的激发。正如美国产前心理学会主席卡来特教授所说："孕期母亲经常唱歌，对胎儿相当一种'产前免疫'，可为其提供重要的记忆印象，不仅有助于胎儿体格生长，也有益于智力发育。"

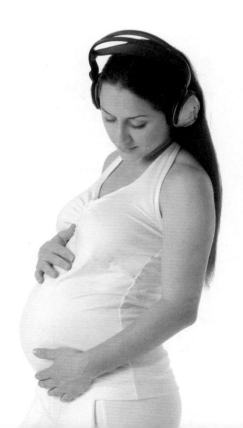

孕23周
6月4日

开心、不开心，我都要踢

胎儿的手脚活动越来越多，准妈妈与胎儿的交流也最容易得到反馈。胎儿有了情绪，小家伙会踢妈妈的肚子，高兴了踢，不高兴了也会踢，高兴时候踢得比较温和而有节奏。

了解微妙的胎动

胎动是胎儿健康的指标。最初的胎动都不会太过明显，之后会逐渐增加，并可由24周时的平均每天20次增加到32周时的平均每天60次，但足月后，由于胎儿的空间相对减小，胎动也会大幅度减少。

当胎儿处于完全睡眠的状态时，几乎没有胎动；处于活动睡眠时，就会有各种不自主的运动，心跳也会有所加速，容易感受到外界的刺激。此外，除了睡眠外，胎儿也有清醒的状态，这时他（她）会做各种动作，如伸胳膊、踢腿、翻滚、眨眼等。

一般情况下，胎儿在夜晚临睡前动得最多，一方面是因为胎儿比较有精神，另一方面准妈妈通常在这个时间能静下心来感受胎儿的胎动，所以会觉得动得特别多。准妈妈饭后体内血糖含量增加，胎儿也"吃饱喝足"有力气了，所以胎动频繁一些。准妈妈洗澡时，通常会比较放松，这种情绪会传达给胎儿，他（她）也就比较有精神。此外，对着肚子说话或者听音乐时，胎儿也会受到声音和音乐的刺激，变得好动。

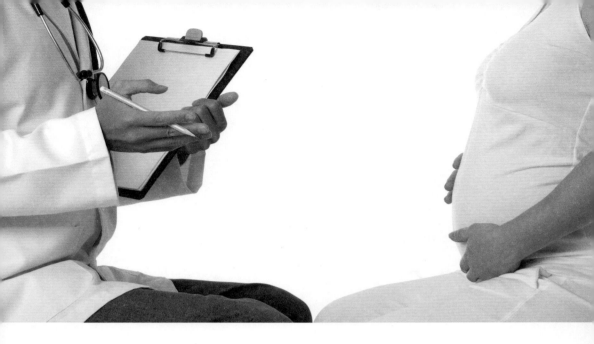

测量胎动的方法

　　1. 晚饭后休息时，记下1小时内胎动的次数，一周后可发现，胎儿在相同时段中每小时的胎动次数差不多，可将此记录作为基准，若发现胎动明显不及以前，甚至停止，就应立即就医。

　　2. 午餐或晚饭后，准妈妈向左侧躺，计算出现10次胎动需要的时间。一般在餐后，胎动每小时为2～3次。如果12小时之内胎动仍不足10次，应立即就医。

　　3. 数一数每小时胎动次数是否在3次以上，或计算总共的胎动次数，一般至少会有10次。

把胎儿当作懂事的孩子

　　现在，胎儿的听觉功能已经完全建立。母亲的说话声不但可以传递给胎儿，而且胸腔的振动对胎儿也有一定影响。因此，准妈妈在进行对话胎教时要特别注意自己说话的音调、语气和用词，以便给胎儿一个良好的刺激。

　　父母可以给胎儿起一个中性的乳名，如"平平""乐乐"等，经常呼唤，使胎儿牢牢记住。这样，婴儿出生后哭闹时再呼之乳名，便会感到来到子宫外的崭新环境并不陌生，而且有一种安全感，很快地安静下来。同时，父母要把胎儿当作一个懂事的孩子，经常和他（她）说话、聊天或唱歌给他（她）听。

这样，不仅能增加夫妻间的感情，还能把父母的爱传递给胎儿，对胎儿的情感发育具有莫大的益处。

向胎儿传递爱心

当准妈妈因孕期的不适而烦恼时，不良情绪也会传递给胎儿，从而影响胎儿的健康和智力发育。因此，每一个未来的妈妈都应充分认识自己的使命，在妊娠的每一天活动中，倾注博大的母爱，仔细捕捉来自胎儿的每一个信息，进行母子之间亲切友好的交流，以一颗充满母爱的心浇灌萌芽中的小生命，这就是开发宝宝智力的第一步。

胎教要有规律

每项胎教内容，需按一定规律去做方能成功。如抚摸胎教，一两天不足以和胎儿建立起联系，需坚持长久地、有规律地去做，才能使胎儿领会到其中的含义，并积极地响应。母亲和胎儿相互配合、相互协作，在这种乐趣中，胎儿的发育将得到激励，心智发展也得到激励。

避免刺激胎儿的大脑发育

准妈妈尽量不参加紧张、刺激的活动，不要看暴力、恐怖的影视剧，以免神经的高度紧张刺激到胎儿的大脑发育。准妈妈可以多欣赏优美的音乐，阅读些有趣味的、活泼健康的文学作品，到风景秀丽的地方去散步，保持正常的生活规律，避免懒散的生活方式。

上班族准妈妈如何开展胎教

上班族准妈妈有很多时间都是在工作中，但即使如此，也不应该忘记胎教。首先，准妈妈的工作环境和工作内容一定是要适宜孕妇的，在工作中要注意抽出时间休息和放松。其次，准妈妈要经常以愉快的心情抚摸腹部，与胎儿说说话。最后，在工作中要保持良好的心态，注意不要和同事闹别扭，以免影响到自己的心情。

我想尝尝羊水是什么味道

胎儿的味觉在本周开始发育，在超声波屏上，可以看到胎儿的小嘴一张一合，有滋有味地品尝着羊水的滋味，有时候还会张开嘴去舔胎盘呢。

准妈妈羊水过多怎么办

羊水是由孕妇血清经羊膜渗透到羊膜腔内的液体及胎儿尿液所组成，它有保护胎儿免受挤压，防止胎体粘连，保持子宫腔内恒温恒压的作用。正常孕妇的羊水为1 000毫升左右，羊水量超过2 000毫升时称羊水过多。羊水过多会造成准妈妈子宫迅速过度膨胀，引起腹痛、腹胀不适；压迫心脏和肺，引起心慌、气短、不能平卧等；压迫下肢静脉，出现下肢、外阴水肿及腹水；还可能引起胎位异常，胎膜早破而导致早产，子宫收缩力差而易引发分娩后出血等症状。所以准妈妈一旦发现腹部增大明显时，应马上去医院检查。

准妈妈羊水过少怎么办

羊水量少于300毫升称为羊水过少。最少时甚至仅有几毫升，此时胎儿皮肤与羊膜紧贴，几乎无空隙，B超检查时可见羊水水平段小于3毫米。羊水过少对孕妇影响较小，但对胎儿危害却很大。如果羊水过少，羊水的缓冲作用直接消失，子宫压力直接作用于胎儿会引起斜颈、曲背等，另外还会导致胎儿泌尿系统异常，如先天肾缺陷、肾脏发育不全等。孕晚期常与过期妊娠、胎盘功能不全同时存在。在确诊为羊水过少时，应警惕有无胎儿畸形、胎儿缺氧和胎盘功能不全的表现。若无胎儿畸形，孕妇应密切注意胎动变化，并随诊子宫增长情况及B超检查羊水水平段，必要时应连续做胎盘功能测定，及时了解有无胎儿缺氧情况，如随诊血或尿、做胎心监护等。一旦发现异常情况，应考虑剖宫产，以保证胎儿安全。

准妈妈爱出汗的应对方法

准妈妈会发现自己在孕期爱出汗了，千万不要慌张，其实这是由于体内胎儿的生长发育较快，特别是即将足月分娩的准妈妈，新陈代谢较旺盛，食物的摄入量与废物的排泄量明显增加，血液循环加快，导致皮下血管扩张以加速散热，所以更容易出汗。对付出汗，准妈妈不妨看看以下几个妙招：

怀孕以后要注意及时补充水分，多吃新鲜水果和蔬菜，用来补充汗液中流失的钾、钠等离子，保持体内电解质的平衡。平时要勤换内衣、勤洗温水澡，保持个人卫生的清洁。准妈妈不要因为怕出汗就长时间地待在空调房间里，这对于身体的血液循环极为不利。当准妈妈出汗较多时，不要马上吹电风扇或开空调；当身体出汗过多时，要及时增加饮水量，以喝20℃左右的新煮白开水为好，或补充一些淡盐水，最好不要喝甜饮料或者刺激性的饮料。

准妈妈胃灼热怎么办

怀孕期间，由于受大量性激素的影响，胃肠道平滑肌张力减退，引起上腹部饱胀、胃部烧灼感。于是，准妈妈便有了胃灼热的感觉。准妈妈如果出现了胃灼热的症状，千万别犯愁，我们来给你推荐几个好方法。

准妈妈平时穿着要宽松柔软、舒适便利，不能穿过于紧绷的衣服，以防身体产生不适感。吃完饭后要适当做轻微走动或运动，不要立即躺下或者睡觉，以免腹内压立即升高，造成胃灼热。多吃新鲜水果和蔬菜，不要食用油腻、不易消化的食物。养成良好的排便习惯，摄入足够的水分，保证大便通畅。睡觉时还要把头部垫高，通过抬高上身的角度来有效地减少胃液反流，以防出现胃灼热等不适感。

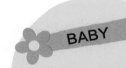

孕期生活全记录

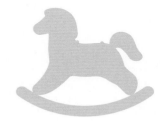

那些妈妈不在意我却很在意的事儿

● 保持正确的坐姿

准妈妈正确的坐姿是要把后背紧靠在椅子背上，必要时还可以在靠腰部的地方放一个小枕头。

如果准妈妈是坐着工作的，有必要时常起来走动一下，因为这样会有助于血液循环并可以预防痔疮。要是准妈妈的工作必须上电脑完成，最好是至少每隔1小时给自己放松一下。

● 这样起身最安全

孕中期准妈妈起身时要缓慢，以免腹壁肌肉过分紧张。仰躺着的准妈妈起身前要先侧身，肩部前倾，屈膝，然后用肘关节支撑起身体，盘腿，以便腿部从床边移开并坐起来。

● 不要让空调温度过低

如果将室内温度调得过低，与室外的温差太大，这种忽冷忽热的温度就会使抵抗力下降的准妈妈很容易感冒。所以，准爸爸在这个夏天只好委屈一下吧。适宜的做法是把空调温度调到26℃以上。从空调房间出来到户外之前，最好能有个过渡，这对准妈妈和胎儿才是最安全的。

● 帮助准妈妈测腹围

自准妈妈怀孕16周开始，准爸爸应每周1次用皮尺（以厘米为单位）围绕准妈妈的脐部水平一圈进行测量。怀孕20～24周时，腹围增长最快；怀孕34周后，腹围增长速度减慢。若腹围增长过快时则应警惕羊水过多、双胎等。怀孕16～40周时平均腹围增长21厘米；孕20～24周增长最快，平均为1.6厘米/周；孕24～34周平均为0.84厘米/周；孕34周以后增长明显减慢，为0.25厘米/周。当然，腹围的大小要受准妈妈怀孕前腹围的大小和体形的影响，应综合分析。

● 如何预防食物过敏

据美国学者研究发现，约有50%的食物对人体有致敏作用，只不过有隐性和显性之分。有过敏体质的准妈妈可能对某些食物过敏，这些过敏食物经消化吸收后，可从胎盘进入胎儿血液循环中，妨碍胎儿的生长发育，或直接损害某些器官，从而导致胎儿畸形或患疾病。

准妈妈应该如何预防食用过敏食物，可从以下5个方面注意：

1. 以往吃某些食物发生过敏反应现象，怀孕期间禁止食用。

2. 不要食用过去从未吃过的食物或霉变食物。

3. 在食用某些食物后，如出现全身发痒、荨麻疹或心慌、气喘以及腹痛、腹泻等现象时，应考虑到食物过敏，立即停止食用这些食物，并立刻到医院。

4. 不吃或慎吃容易致敏的食物，对海产食物可先少量吃，看是否有过敏反应再决定以后是否食用。

5. 食用蛋白类食物，如动物肉、肝、肾，蛋类，奶类，鱼类等应烧熟煮透，以减少过敏。

> **我的伙食怎么样**

● 本月准妈妈饮食原则

这一时期准妈妈应补充身体易缺乏的营养素，既要注意营养全面，又要防止营养过剩。怀孕6个月以后到孩子出生，准妈妈和胎儿都容易缺铜，只有补充铜元素，才能保证胎儿肝脏的正常发育。此外，准妈妈缺铜引起胎儿大脑发育不良，造成胎儿畸形、先天性发育不足或缺铜性贫血等病症。因此，准妈妈要不断地从天然食物中获取有效的铜元素，如多吃海产品、动物肝脏、粗粮、坚果、瓜子、大豆、芝麻、葡萄干、扁豆、豌豆等。

● 推荐食谱

海米海带丝

材料：海米50克、海带丝200克。

调料：姜丝、料酒、酱油、香油。

做法：将海米洗净，入蒸锅隔水蒸至柔软，取出晾凉；海带丝洗净，焯水，捞出沥干，加入料酒腌渍片刻。海带丝放入盘中，放入姜丝、海米，加入酱油，淋上香油搅拌均匀即可。

蒜蓉莜麦菜

材料：莜麦菜200克。

调料：葱末、蒜末、盐、植物油。

做法：将莜麦菜洗净，切成长段，沥水。锅置火上，倒入植物油烧至四成热时，放入备好的葱末、蒜末，炒出香味。放入莜麦菜炒至断生，加入盐翻炒均匀即可。

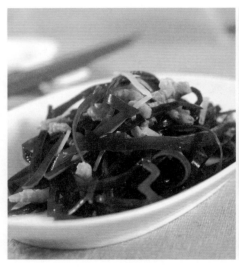
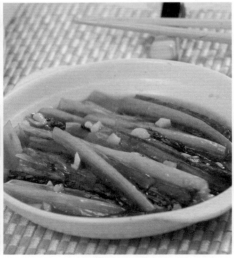

● 血压测量

孕中晚期，准妈妈容易发生低血压，为了及时发现并防治低血压，可以从孕中期开始进行血压监测。

具体方法：准妈妈仰卧10分钟左右测量血压，确定血压是否降低。

在监测血压的同时，还要留心在仰卧一定时间之后有无头晕、胸闷、打哈欠等低血压症状出现。

● 血红蛋白检查

准妈妈由于受到一些生理因素的影响，如妊娠期血容量平均增加50%，妊娠呕吐、食欲不振等，可使血液中的血红蛋白相对降低，或因铁、叶酸等营养物质摄入不足而引起血红蛋白不足，当准妈妈的血红蛋白低于一定数值时即出现贫血。

孕中期是准妈妈最容易发生缺铁性贫血的阶段，所以，这个阶段的产前检查要关注血液检查的一些指标，及时发现和防治孕中期缺铁性贫血。

● B超检查羊水量

羊水的量在孕期一直有变化，孕中期如果羊水量仍然过多，对胎儿危害很大，所以要适时进行羊水量的检查。

评价羊水量的指标有羊水指数（AFI）和羊水最大暗区垂直深度（AFV）。羊水指数，即以脐水平线和腹白线为标志，将子宫直角分成4个象限，测量各象限最大羊水池的垂直径线，四者之和即为羊水指数。羊水指数的正常范围是8～18厘米。AFI大于25厘米，AFV大于8厘米，提示羊水过多；AFI小于5厘米，AFV小于2厘米，提示羊水偏少；羊水指数小于或等于5厘米，为诊断羊水过少的绝对值。

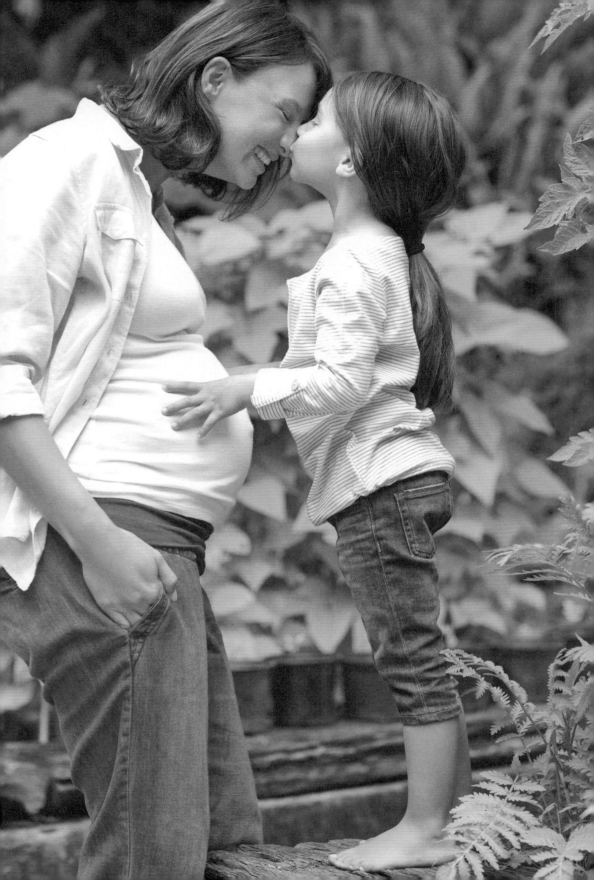

PART

07

怀孕第7个月：
妈妈，别说我不乖

准妈妈每每深情地抚摸着肚子里一天天变大的宝宝，

她们便深切地体会到，

作为一个母亲是多么的伟大与幸福！

鱼我所欲也，有了它我才能变得更聪明

这时胎儿大脑的发育已经进入一个高峰期，宝宝的大脑在这时候大脑细胞迅速增殖分化，体积增大，这时候，准妈妈应为宝宝大脑发育补充足够的营养。

多吃健脑食品

怀孕第25~28周时，胎儿生长发育增快，特别是脑的发育，不仅重量增加，而且脑细胞的数量开始迅速增加，需要摄取有利于大脑发育的营养物质，如磷脂和胆固醇等脂类。胎儿内脏系统开始分化，开始形成循环功能和肝、肾功能。胎儿各系统功能的加强，使母体负担加重，需求和消耗增加。可以多选择鱼类及水产品，这些是优质蛋白质来源，鸡鸭鱼肉、蛋、豆类也都可以多吃。此外还要注意水果、蔬菜、粗细粮应合理搭配。从体重来看，孕中期孕妇体重以每周增加0.5千克为宜，热量摄入应满足2 350~2 500千卡/天。

一周至少吃一次鱼

准妈妈多吃鱼，可使宝宝更加聪明。鱼类含有丰富的蛋白质、不饱和脂肪酸、氨基酸、卵磷脂、维生素D和钾、钙、锌等矿物质元素，这些都是胎儿发育所必需的。此外，鱼中有非常丰富的牛磺酸，它能够直接影响脑细胞的增殖与成熟，对促进大脑发育有非常重要的作用，而且，牛磺酸还能间接地刺激人体对锌、铜、铁及其他16种游离氨基酸的吸收与利用。

此外，经研究发现，经常吃鱼的准妈妈发生早产的概率也会减少。这是因为鱼肉中含有丰富的奥米茄－3脂肪酸，这种物质能延长妊娠期，防治早产，增加胎儿体重。那些从来不吃鱼的准妈妈早产发生率为7.1%，每周至少吃一次鱼的准妈妈，早产率只是1.9%。

尽量少吃大鱼

一般来说，吃鱼无论对胎儿的发育，还是对准妈妈的身体都有许多好处。但由于现在的鱼大都生活在被污染过的河水或海水里，所以许多鱼的体内含有高浓度的有毒化学物质。一个比较折中的办法是，尽可能不要吃大鱼，因为小鱼体内的有毒物质积累相对来讲比较低。

少吃生鱼片

生的鱼片、肉片不适宜准妈妈食用，因为生肉中很可能隐藏一些细菌，这些细菌通过清洗是无法除去的，只有经过高温蒸煮才能彻底被杀死。如果鱼类、肉类、蛋类等食物未经彻底煮熟，准妈妈最好不要食用。

多吃容易消化的食物

由于现在准妈妈的子宫急速增大，增大的子宫上升到胸部，压迫胃部。并且由于胃部和肠管被子宫推向上方，因而食欲减退，一次吃大量食物变得比较困难。此时，最好将一日三餐份量的食物分成4～5次，每次少量摄取。

准妈妈的菜肴应以容易消化的豆腐或者海产品为主，并通过煮、蒸、焯等烹调方法深加工，进一步减少胃的负担。油炸或熘炒的烹饪方法不但不易消化而且热量较高，很容易导致肥胖，因此应当避免。

准妈妈的带球运动

准妈妈的身体越来越显得沉重，行动也会越来越不方便，无论日常起居还是外出，都需要特别注意安全。

日常动作需小心

♛ 这样躺卧

准妈妈躺下时不能直接往后仰，要先用一只胳膊做支撑，然后屈肘，从侧面躺下。想平躺的话，最好在膝盖之间垫上一个小枕头；侧卧时，可在肚子下面垫上一个小垫子托住胎儿，以免背部过于弯曲。

♛ 这样起身

准妈妈在起身前先侧身，然后肩部前倾、屈膝，接着用胳膊肘做支撑将身体撑起，以便腿部从床边移开并坐起来。

♛ 这样弯腰捡东西

准妈妈先将两脚前后叉开一小步，然后慢慢蹲下去，将东西捡起来。如果旁边还有其他坚固的物品，还可以用手扶着，以免摔倒。

👑 这样坐

先用手在大腿或扶手上支撑一下，再慢慢地坐下。若是坐椅子，要深深地坐在椅子上，后背笔直地靠在椅背上。可以先慢慢坐在靠边部位，再向后移动，直至坐稳。坐有靠背的椅子时，髋关节和膝关节要呈直角，大腿宜与地面保持平行，不要跷二郎腿。

最适合准妈妈的运动方案

到了孕中期进行适度的散步，不仅可以促进准妈妈的肠胃消化功能，还有利于胎儿下降入盆，松弛骨盆韧带，为分娩作准备。在临产前散步，还可以促使胎头由枕后位或枕横位旋转成枕前位，使分娩更加顺利。

👑 体操

准妈妈可在医生的指导下，做一些有利于分娩和产后身体恢复的体操。体操的动作需要由专业人员进行指导，每次锻炼的时间要以准妈妈不感到吃力为宜。

👑 简易运动

日常工作和生活中，准妈妈还可以做一些简易运动。比如，上班族准妈妈坐在办公桌前或在公交车上可以进行脚踝关节的简易运动；在家看书或看电视时，要每15分钟起来活动一下；早晚刷牙时，准妈妈可以一边刷牙，一边弯曲两膝，再伸直来做运动，以锻炼腹肌。

准妈妈全身训练操

👑 头部运动

1.动作：端坐在椅子上，头前屈、后屈、左屈、右屈各10次。
2.动作：头向左转至最大限度，还原后再向右转，左右各转10次。

3.动作：头向左环绕1周，向右环绕1周，各做10次。

♕ 肩部运动

1.动作：先挺腰，再将两肩往上耸以贴近耳朵，停留10秒钟。

2.动作：放松肩部，重复动作2～3次。

♕ 手部运动

1.动作：双手合十，将手腕下沉至感觉到前臂有伸展感，停留10秒钟。

2.动作：重复以上动作2～3次。

3.动作：将手指转向下，将手腕提升至有伸展的感觉，重复动作2～3次。

♕ 腿部运动

1.动作：准妈妈坐在地上，双腿尽量向前伸展并抖动双腿。

2.动作：此时双手握拳敲打大腿两侧，以放松肌肉。

适当进行健走运动

健走运动跟平常步行的方法一样，步伐较快，是一种有氧运动，属于低强度型的运动，相对于跑步来说，更适合准妈妈。准妈妈每周可以进行3次健走运动，每次平均15分钟左右，能够增强心肺功能，松弛肌肉紧张，加强血液循环和新陈代谢，尤其是对于减轻准妈妈脚部水肿、抽筋的情况有很大帮助。

由于怀孕期间肚子变大，准妈妈健走时容易有含背情况，这个姿势会加重对肚子的压力，导致腰痛。运动时，准妈妈要保持眼睛向前看，只要不看到脚趾，就可以知道自己没有弯下腰。不过准妈妈还要保持警惕，小心路面不平。

在运动时，准妈妈的手肘要保持90°弯曲，挥动手臂时要紧贴身体，动作要自然，不要横向挥动手臂。在健走时，准妈妈应先用脚跟着地，然后是脚底到脚趾，再踏第二步。

孕27周
7月2日

医生说我是个男孩儿

胎儿在为出生时呼吸空气做准备。眼睑重新睁开，外耳道开通，视网膜分化完成，有轻度视觉能力。宝宝的毛发已经长出来了，性别也能分辨。

孕中期的性格胎教

性格是宝宝心理发展的一个重要组成部分，它在宝宝的生长中起到了举足轻重的作用。人的性格早在胎儿期已经基本形成。因此，在怀孕期注意胎儿性格方面的培养就显得非常必要。胎儿性格的形成离不开生活环境的影响，母亲的子宫是胎儿的第一个环境，小生命在这个环境里的感受将直接影响到胎儿性格的形成和发展。

准父母们为了让未来的宝宝具有一种良好的性格，应切切实实地做到：保持一个好的心态，不要发脾气，尽力为腹内的小生命创造一个充满温暖、慈爱、优美的生活环境，使胎儿拥有一个健康美好的精神世界，促使其性格向更好的方向发展。

音乐胎教

妊娠27周以后，胎儿开始能感受到胎外音乐节奏的旋律。胎儿可以从音乐中体会到理智感、道德感和美感，孕妇也可以从美妙的音乐中感到自己在追求美、创造美，感受生活的美。因此，胎教音乐要具有科学性、知识性和艺术性。不要违背准妈妈和胎儿生理、心理特点，要在寓教于乐的环境中达到胎教的目的。胎儿的身心正处于迅速发育生长时期，多听音乐对胎儿右脑的艺术细胞发育很有利。出生后继续在音乐气氛中学习和生活，会对孩子智力的发育带来更大的益处。音乐胎教中应该注意的是，音乐的音量不宜过大，也不宜将录音机、收音机直接放在孕妇的肚皮上，以免损害胎儿的耳膜，造成胎儿失聪。

在胎教的过程中，准妈妈有时会不耐烦，这时准爸爸就要鼓励妻子适时地进行胎教，并激发妻子进行胎教的热情。同时，准爸爸每天也要与准妈妈一起进行胎教，精心地呵护准妈妈腹中的小宝宝。

自然陶冶胎教

人类世世代代在大自然这片绿洲上生存、繁衍，人们感受到了它的广阔、神奇、美丽、富饶和温馨。因此对一个新生命来说，首先要让它了解大自然，这也是促进胎儿智力开发的很重要的胎教基础课。

大自然不仅让你领略到诗一般的奇观，使你赏心悦目，你还可以将这些胜景不断地在大脑中汇集、组合，然后经情感通路，将这一信息传递给胎儿，使胎儿受到大自然的陶冶。另外，大自然中新鲜的空气也有利于胎儿的大脑发育。太阳光可以促进血液循环，还能促进母体内钙的吸收，促进胎儿骨骼的生长发育。总之，大自然可以使人大开眼界、增长知识、陶冶情操，有利于母子身心健康。

形体美学胎教

形体美学主要指孕妇本人的气质。首先孕妇要有良好的道德修养和高雅的情趣，见识广博，举止文雅，具有内在的美。其次是颜色明快、合适得体的孕妇装束，一头干净、利索的短发，再加上面部恰到好处的淡妆，更显得人精神焕发。据研究结果证明，孕妇化妆打扮也是胎教的一种，可使胎儿在母体内受到美的感染而获得初步的审美观。

听说妈妈在写一个叫"生产计划书"的东西

从怀孕28周起，各项产前检查项目会逐渐增多，准妈妈应当了解关于各项检查的意义和做检查时的注意事项，以便更好地配合医生对准妈妈和胎儿的健康监测和检查。

准妈妈的睡眠护理

专家认为，缓解睡眠困扰，松弛精神状态是关键，因此，准妈妈可以试试以下方法，帮助自己放松精神，睡个好觉：

1.上床前洗个澡，或在水温32～35℃的水中泡脚20分钟。

2.选择一个最舒适的体位，放松全身肌肉，感到身体的各部分都很沉重，轻松呼吸，双眼闭合，眼球不要转动，固定于一点，同时轻轻提示自己："我的胳膊好沉好没劲，我的腿和脚也没劲了，我要睡了。"

3.避免上床后脑子里总想一些事，但遏制不住时也不要着急，因为这时所想之事都较支离破碎，只要不把它们连起来完整化，不要往深、往细、往复杂去想即可。

4.每天定时起床，即使只睡了很短时间也要起来。起床后先洗个澡，然后去户外做活动。

选择正确的睡觉姿势

怀孕至7个月的时候，胎儿已经成长得比较大了，这时准妈妈采用左侧卧睡姿最为恰当。因为这种睡姿不会太过压迫身体，减少对腹部大动脉的压迫，减少了胎儿缺氧的机会。同时，这种睡姿也能减轻对下腔大静脉的压迫，使回流到心脏的血液增加。下面我们再来介绍几种帮助睡眠的方法。

1.垫高头部，帮助呼吸。怀孕中后期，因为腹部越来越大，会压迫胸腔，减少胸腔内气体的容量，导致准妈妈吸入的空气较少，呼吸困难。

准妈妈在睡觉时，可把床头抬高或把枕头垫高，因为地心引力的关系，腹部会稍微向下移，减少对胸腔的挤压，准妈妈就可以呼吸更多的空气。

2.前垫后托，保持睡姿。准妈妈采用左侧卧睡姿时，可以在腹部下加一个软垫，来托住沉甸甸的腹部，让自己舒服一点，在背后也可以同时加个垫子，托住背部，可以帮助自己保持侧睡的姿势。

3.垫高脚部，减轻水肿。准妈妈在睡觉时把脚稍微垫高，让静脉血液回流心脏，可以减轻脚肿的情况。垫高的程度，要根据自己的感觉，舒服即可。

此时期矿物质的补充很重要

怀孕12周以后，由于胎儿的迅速生长和母体内的一系列变化，准妈妈对营养的需要迅速增加，尤其是怀孕最后12周，需要量增加得更多，特别是对钙、铁、碘、锌等矿物质的需求尤为迫切。如果孕妇缺乏相关矿物质，会出现妊娠合并贫血；出现小腿抽搐，容易出汗、惊醒；胎儿先天性疾病发病率（如缺钙）增加。因此，孕妇应注意合理补充矿物质。具体来说有以下方面：

孕妇每天需要摄入、贮存一定量的铁，以补充自身的消耗，避免分娩时因失血造成铁的流失。如果孕妇缺铁，容易造成自身和胎儿贫血和营养不良，胎儿发育易受影响。如果贫血加重，则会引起早产、低出生体重儿或者死产。为了预防妊娠贫血，孕妇到了妊娠晚期，就应适当补充铁元素，吃足量的含铁食品。这类食品有：动物的肝、心、肾以及蛋黄、瘦肉、黑鲤鱼、海带、紫菜、黑木耳、南瓜子、芝麻、黄豆、绿叶蔬菜等。另外，维生素C能增加铁在肠道内的吸收，应多吃些维生素C含量多的蔬菜、水果。药物补铁应在医生指导下进行，因为过量铁元素的摄入将影响锌的吸收和利用。

矿物质中孕妇对钙的需求量最为重要。怀孕最初12周，胎儿对钙的需求量不大，随着胎儿的生长，从第16周开始钙的需求量增加。如果妊娠期供钙不足，母体血钙降低，可发生手足抽搐；严重时，胎儿会从孕妇的骨质中夺取大量钙和磷，来满足胎儿自身发育的需要，结果导致孕妇骨质软化，胎儿也可能患上先天性佝偻病和缺钙抽搐。

一般分娩后，哺乳产妇将丢失8%～10%的钙，易发生骨质疏松症。因此，在妊娠期，孕妇应重视钙的摄入与补充，保护胎儿和自身健康。孕妇在妊娠中期，要多吃富含钙的食品，如虾皮、牛奶、豆制品和绿叶蔬菜、坚果类、芝麻酱等。注意不能过多服用钙片及维生素D，否则会导致新生儿患高血钙症，严重者将影响胎儿的智力。

妊娠水肿的调理

妊娠水肿，是妊娠中后期出现的下肢浮肿、腹围增大速度超过妊娠月份、体重增加明显，甚至头颈、脸上及全身皆肿的症状。妊娠水肿主要是由于子宫的不断增大，压迫下腔静脉和盆腔静脉，使得下肢血液回流受阻，下肢静脉压力增大，毛细血管内压力增加，超过血浆渗透压后，体内液体就会渗透到组织间隙，从而引起水肿。此外，营养不良性低蛋白血症、贫血和妊娠高血压综合征也是水肿的诱因。

一般来说，轻微水肿只需休息和饮食调节就可恢复。营养不良引起水肿的准妈妈需进行饮食调养，进食足量的蛋白质。特别要注意，每天一定要保证摄入足量的禽畜肉、鱼、虾、蛋、奶等食品。

水肿时一定要注意高血压及蛋白尿是否存在，单纯水肿影响不大，但妊娠高血压却很危险。

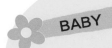

孕期生活全记录

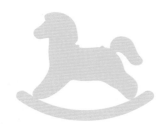

● 孕期眼睛容易出现的问题

在孕期，准妈妈的眼睛可能会出现下列问题：

眼角膜水肿：正常人眼角膜含有70%的水分，但孕妇因黄体素分泌量增加及电解质的不平衡，易引起角膜及水晶体内水分增加，形成角膜轻度水肿，其眼角膜的厚度平均可增加约3%。由于角膜水肿，敏感度将有所降低，常影响角膜反射及其保护眼球的功能。这种现象一般在产后6~8周内即可恢复正常。

干眼症：正常眼睛有一层泪液膜，覆盖在角膜及结膜之前，起保护眼球及润滑作用。孕中晚期，约80%的孕妇泪液分泌量会减少，泪液膜的均匀分布受到破坏。泪液膜量的减少及质的不稳定，很容易造成干眼症。因此准妈妈们应注意孕期的眼部卫生，合理营养，多摄入对眼睛有益的维生素A、维生素C等营养素。

● 暂时别戴隐形眼镜

对于怀孕的准妈妈来说，由于激素的不平衡，水分会积蓄在体内，眼角膜也不例外，尤其在眼角膜周围的区域积水更甚，容易造成角膜水肿，弧度变平坦。即使平常适应良好的隐形眼镜，在这个时期也会给准妈妈带来不适感。为

130

了减少不适感及由此带来的情绪烦躁，建议准妈妈最好暂时抛弃隐形眼镜，改戴框架眼镜。

● 慎重选择眼药水

有些准妈妈在孕期感觉眼睛发干，会选择滴一点眼药水来滋润眼睛。不过准妈妈对眼药水的选择可要小心，因为眼药水的药物成分也有可能渗入血管内，影响胎儿。一些不含抗生素的人造眼药水通常只含矿物质、水及防腐剂，对胎儿不会产生不良影响，使用也无妨。但是若不懂得凭眼药水的标签分辨物质含量的话，最好还是请教医生意见。

● 番茄赶走妊娠斑

准妈妈脸上经常长色斑，这真是一件令人烦恼的事。别发愁，情绪越坏斑越重，也不要乱吃药。其实，番茄就是一种能够让妊娠斑从准妈妈脸上离开的好食物。番茄中富含番茄红素和维生素C，它们可都是天然的抗氧化物质，经常吃一些便能有助于祛斑养颜。

● 减少盐分的烹调方法

孕期吃盐过多会造成身体水肿、高血压等严重后果。因此准妈妈现在必须特别注意盐的摄取量。原来口味偏重的准妈妈，妊娠期间尤其应当注意，必须转变口味，改吃清淡的食物。

我的伙食怎么样

● 本月准妈妈饮食原则

本月，准妈妈应做到膳食多样化，尽力扩大营养素的来源，保证营养素和热量的供给。

在均衡饮食的基础上多增加一些植物蛋白，如豆腐、豆浆等。补钙要多吃海带、紫菜等海产品。为了满足对维生素的摄取需要，多吃蔬菜和水果。此外，也应减少盐的摄入量，忌吃咸菜、咸蛋等盐分高的食品，水肿明显者要控制盐的摄取量，限制在每天2～4克。

● 推荐食谱

韭菜炒虾仁

材料：虾仁300克、韭菜150克。

调料：植物油、香油、酱油、盐、料酒、葱丝、姜丝、高汤。

做法：将虾仁去沙线，洗净，沥干；将韭菜择洗干净，切段。锅置火上，倒入植物油烧热，放入葱丝、姜丝炝锅，放入虾仁煸炒，烹入料酒，加入酱油、盐、高汤稍炒，放入韭菜段，大火炒2分钟，淋入香油炒匀即可。

鱼香排骨

材料：小排骨500克。

调料：淀粉、葱末、蒜末、姜丝、盐、酱油、料酒、醋、白糖、植物油。

做法：将小排骨洗净，剁小块，用盐腌渍15分钟，裹上淀粉，用油炸透，捞出，沥油。锅置火上，倒油烧热，放入姜丝、蒜末煸香，加入酱油、醋、白糖、料酒翻炒，放入排骨翻炒，熟后收汁、撒上葱末即可。

姜丝炒牛肉

材料：牛肉片200克、姜丝适量。

调料：植物油、酱油、水淀粉、料酒、香油。

做法：牛肉片先用酱油、料酒、水淀粉腌渍20分钟。锅内倒油烧热后以大火快炒牛肉片，牛肉熟后，放入姜丝快速翻炒几下，淋入香油即可。

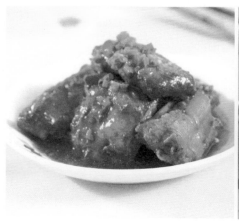
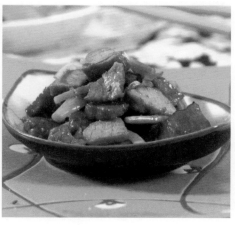

● 75克糖筛查

随着生活水平的不断提高，营养过剩的准妈妈越来越多，准妈妈妊娠期糖尿病的发生率也逐渐增加。所以，孕期进行妊娠期糖尿病筛查已经成了产前检查的一项常规项目，可以及时发现妊娠期血糖异常。

由于妊娠期糖尿病几乎没有症状，只有通过检查才能发现。在第5次产前检查中，医生一般会建议准妈妈做75克糖耐量检查（OGTT），来筛查妊娠期糖尿病。

筛查方法：

葡萄糖耐量测试检查前1天晚餐后禁食至少8小时至次日晨（最迟不超过上午9点），葡萄糖耐量测试前连续3天正常体力活动、正常饮食，即每天进食碳水化合物不少于150克，检查期间静坐、禁烟。检查时，5分钟内口服75克葡萄糖液体30毫升，分别抽取服糖前、服糖后1小时、2小时的静脉血（从开始饮用葡萄糖水计算时间）。

诊断标准：

空腹、服糖水后1小时、服糖水后2小时的血糖分别为5.1mmol/L、10mmol/L、8.5mmol/L。任何一点血糖值达到或超过上述标准即诊断为妊娠期糖尿病。

贴心提醒：

1.检查前两周，减少淀粉、糖类的摄入，不吃高油脂食品，多吃蔬菜，以补充维生素和纤维素，多饮水并适度运动，以降低体内的糖分。

2.高危准妈妈第5次产检仍需要进行糖筛查。如果准妈妈在之前的常规产检中，尿常规结果显示尿糖含量高，或者被认为是妊娠糖尿病的高危人群，那么准妈妈需要在孕24周前就进行75克糖筛查。即使结果正常，仍需要在孕24～28周再测一次。

与其他筛查项目一样，75克糖筛查不是诊断性检查，它的目的是筛查出可能出现问题的准妈妈，以便进一步检查确诊。因此，即便准妈妈糖筛查的结果是阳性，也不一定有妊娠期糖尿病。事实上，糖筛查阳性的准妈妈中只有大约1/3真的患有妊娠糖尿病。

● B超检查胎盘

孕7个月，胎盘逐渐走向成熟，建议对胎盘进行一次B超检查，以确定胎盘的健康状况，并尽早发现问题。

GP为胎盘分级，根据胎盘的成熟度一般分为：0级、Ⅰ级、Ⅱ级和Ⅲ级。这代表了胎盘的发育成熟度，0～Ⅰ级为胎盘成熟的早期阶段，Ⅰ～Ⅱ级表示胎盘接近成熟，Ⅲ级则提示胎盘已经成熟。孕28周时B超报告单的胎盘级别多是0～Ⅰ级；到孕36周左右，胎盘级别多是Ⅰ～Ⅱ级；到孕40周左右，胎盘级别是Ⅱ～Ⅲ级，提示胎儿已经成熟了。

孕晚期还有一种严重的妊娠期并发症，就是前置胎盘。其主要症状为：无诱因的无痛性反复阴道流血。有反复阴道流血的准妈妈，最好进行一次B超检查，以排除前置胎盘。

B超检查可清楚看到子宫壁、胎先露部、胎盘和宫颈的位置，并根据胎盘边缘与宫颈内口的关系进一步明确前置胎盘的类型。胎盘定位准确率高达95%以上，并可重复检查。

B超诊断前置胎盘时须注意妊娠周数。妊娠中期胎盘占据宫腔一半的面积，因此，胎盘近宫颈内口或覆盖内口的机会较多，至妊娠晚期胎盘占宫腔的面积减少到1/3或1/4，并且胎盘可随子宫体上移而改变为正常位置胎盘。若妊娠中期B超检查发现胎盘位置低置者，可认定为前置胎盘状态，应定期随访；若妊娠28周后仍然没有改变，至妊娠36周再做前置胎盘的诊断。此外，B超检查也有助于诊断胎盘前置。

中文名称	英文简称	定义	意义
头臀长	CRL	胎儿头部到臀部的长度	早期（孕12周前）用来测量预测胎龄，核对孕周
胎囊大小	CS	受精卵发育的早期阶段，在超声显示的样子就像一个毛茸茸的小团子	胎囊的大小、位置、形态，可以用来核对孕周，了解胎儿发育情况，确定有无流产可能
双顶径	BPD	头部左右两侧之间最长部位的长度	早期可以用来预测胎龄，中期后可以推定胎儿体重、判断胎儿是否过大、能否顺利经阴道分娩的客观指标
股骨长径	FL	胎儿的大腿骨的长度。它的正常值与相应怀孕月份的BPD值相差2～3厘米	妊娠20周后，作为预测胎儿大小的指标，是检查胎儿发育状况的指标
腹部前后径	APTD	腹部前后间的厚度	在检查胎儿腹部的发育状况以及推定胎儿体重时，需要测量该数据
腹部横径	TTD	腹部的宽度	妊娠20周后用于检查胎儿发育情况，也可测量腹部的面积
羊水指数	AFI	孕妇平卧位，以脐横线与腹部正中线为标志，将腹部分为4部分，测定各部分最大羊水暗区垂直深度相加而得	孕晚期羊水指数的正常值是8～18厘米，小于此范围为羊水过少，超过此范围为羊水过多
胎盘分级	GP	一般胎盘分为0、Ⅰ、Ⅱ、Ⅲ级，有时还有Ⅲ＋级	级别越高，提示胎盘成熟度越高，如妊娠中期就出现Ⅲ级，需警惕胎盘老化的可能
脐动脉的收缩压/舒张压	S/D	为胎儿脐动脉收缩压和舒张压的比值，与胎儿供血状况有关	当胎盘功能不良或脐带异常时，此比值会出现异常，正常情况下，随孕周增加胎儿收缩压下降，舒张压升高，比值下降，近足月妊娠时S/D小于3

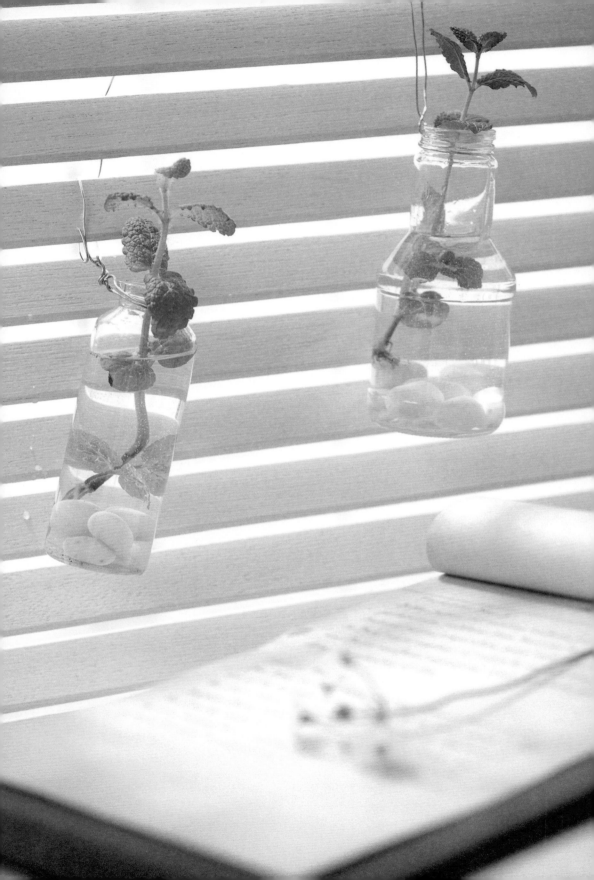

08

怀孕第8个月：
我的房子变小了

准妈妈与胎儿又有了新的变化，
准妈妈一边要去接受频繁增加的检查，
一边还要为小宝宝准备一些出生后的用品。
准妈妈忙碌并快乐着。

我不是乱动，我只想睁眼看看这个世界

从怀孕第28周开始，胎儿的眼睛已经完全睁开了，听觉系统也发育完成。准妈妈也进入了孕晚期，这个时候，准妈妈在营养、安胎、日常生活方面还有很多问题要注意。

这些水果对胎儿视力有益

山桑子被称为眼睛的保护神，能够加速视紫质再生的能力，以促进视觉敏锐度，山桑子中的花青素成分，能有效抑制破坏眼部细胞的酵素，除了山桑子之外，准妈妈也可多吃其他富含花青素的食物如红、紫、紫红、蓝色等颜色的蔬菜、水果或浆果，例如：茄子、黑樱桃、巨峰黑葡萄、加州李、油桃等。最重要的是吃下深色的部分。因此，不要把深色的部分去掉。

定期检查，及时发现问题

如果准妈妈的健康没有大的问题，胎儿也在正常生长，那么从怀孕第28周开始，就应每两周接受一次定期检查。接受定期检查时，准妈妈对于平时的异常症状要仔细询问医生，并充分了解分娩的相关信息。准妈妈如果在定期身体检查后发现如下症状，应根据医生的建议及时采取措施。

♛ 贫血

准妈妈若诊断出患有贫血以后，需要更积极地服用补铁口服液。贫血严重的孕妇，其补铁口服液的服用量要达到一般孕妇的两倍以上。注意在服用补铁口服液的前后1小时内，不要喝绿茶、红茶、咖啡等饮料，因为这些饮料会影响铁的吸收。另外调整饮食也是很重要的事情，应当多吃含铁量高的动物肝脏或瘦肉、紫菜及裙带菜等海藻类，多食菠菜、胡萝卜等黄绿色蔬菜及鱼贝类等。同时还应当充分摄取合成血红蛋白所需的优质蛋白质和有助于铁质吸收的维生素类。

♛ 蛋白尿

诊断出蛋白尿之后，准妈妈首先要做的就是稳定身心。解除疲劳、充分休息会改善心脏的血液循环，恢复心脏的原有功能。防治蛋白尿的饮食疗法要求减少食盐的摄取量，充分补充高质量的蛋白质。

不过，动物性蛋白质会增加胆固醇数值，导致血压上升，因此应多摄取植物性蛋白质，如豆腐等。另外还应多吃有助于蛋白质吸收的维生素和矿物质。

♛ 高血压

预防高血压，最重要的就是营养均衡的饮食和充分的休息。在饮食上首先要减少盐分、糖分和脂肪的摄取量，降低热量的摄取量，多摄取高质量的蛋白质，适量补钙。上午、下午各休息30分钟左右也有利于高血压的治疗。

♛ 糖尿病

在定期检查中发现糖尿病之后，饮食上应该更加注意。作为主食的米饭或面包不应过分限制，水果、干果要适度食用。蛋白质和脂肪的摄取非常重要，不过在脂肪的摄取上应以鱼类和豆类为主。另外，还要避免维生素和矿物质的不足。

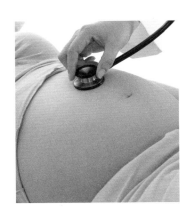

准爸爸帮准妈妈提高睡眠质量

　　准妈妈马上就要进入孕晚期了，腹部迅速增大，会很容易感到疲劳，有的准妈妈还会出现脚肿、腿肿、静脉曲张等状况。准爸爸在孕晚期的12周里应该更加体贴准妈妈。一般来说，孕妇每天至少应保持8小时的睡眠，并且要注意睡眠质量，睡得越沉、越香越好。那么，怎样让孕期的睡眠达到一定的时间和深度呢？

　　首先应保持室内安静和空气新鲜，卧具要整洁、舒适。为了提前酝酿睡眠，准爸爸要提醒准妈妈注意以下事项：睡前2小时内不要大量吃喝，不要饮用刺激性饮品，睡前不要做剧烈运动，避免过度兴奋、劳累，用温水泡脚，或洗个热水澡，且排空膀胱；准爸爸应做到共同分担，可以陪准妈妈聊聊天，或者为她做一些按摩：用双手食指推抹其前额30次左右，或用拇指推擦太阳穴50次等。试一试，这些方法都可以帮她解除失眠的烦恼。另外，还可以让她与其他准妈妈和有经验的妇女多交流，学习一些实战经验。这样可以让她增强自信，摆脱烦恼，从而保证睡眠，促进健康。

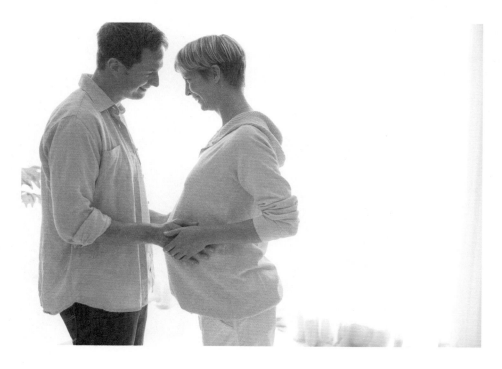

孕30周
7月23日

完全符合国际审美标准的完美体重

怀孕晚期是营养素和能量积蓄的"最后冲刺"阶段。胎儿会大量储存营养素，为出生后独立生存和生理需求做好准备。

合理饮食避免巨大儿

在怀孕的最后三个月里，准妈妈要注意合理饮食，进补要适度。孕妇的过度肥胖和巨大儿的发生对母子双方健康都不利。孕妇在怀孕期的体重超标极易引起妊娠期糖尿病，临床显示，妊娠期糖尿病患者在分娩后40%的人还会有糖尿病。新生婴儿的重量也非越重越好，3 000~3 500克为最标准的体重。从医学角度看，超过4 000克属于巨大儿，巨大儿产后对营养的需求量大，但自身摄入能力有限，所以更容易生病，此外巨大儿母亲产道损伤、产后大出血概率也比较高。

本周准妈妈饮食原则

虽然现在食欲不振，但还是建议准妈妈每天5~6餐，还可以多吃一些养胃、易消化吸收的粥和汤菜。准妈妈可以根据自己的口味和具体情况给粥添加配料，或配小菜、肉食一起吃；可以熬得稠一些，也可以熬得稀一些。

👑 一天摄取30种以上的食物

现在，合理科学地搭配孕晚期的食谱，保持均衡的营养非常重要。不但要均匀摄取基础食品类，而且应增加菜肴的种类，要制定丰富的食谱，使孕妇一天能够吃到30种以上的食品。坚持不懈地摄取孕妇容易丢失的蛋白质、铁质、钙营养成分尤为重要。

👑 一周吃一次海带

海带不仅是孕妇最理想的补碘食物，还是促进宝宝大脑发育的好食物。最适合孕妇的海带吃法是与肉骨或贝类等清煮做汤，清炒海带肉丝、海带虾仁，或与绿豆、大米熬粥，还有凉拌也是不错的选择。

海带性寒，对于孕妇来说，烹饪时宜加些性热的姜汁、蒜蓉等，而且不宜放太多油。

👑 适量食用青辣椒能增进食欲

每500克的青辣椒中含有维生素C 525毫克，除了维生素C外，青辣椒中还含有蛋白质、脂肪、糖、矿物质、辣椒素等多种营养素。其中，辣椒素能够刺激唾液及胃液分泌，使胃肠蠕动加快，增进食欲及帮助消化。准妈妈可以适量食用，譬如在菜肴中添加适量的青辣椒调味儿。但食用过多的青辣椒会刺激肠胃，所以，准妈妈应当适量食用。

产前运动早知道

👑 收缩运动

1. 动作：背靠墙壁，挺直脊柱，分开双腿。

2. 动作：双手交叉，配合呼吸缓缓下蹲，并保持此姿势。

3. 效果：此运动有助于孕后期盆骨的打开，使胎儿更好入盆。

锻炼骨盆肌肉

1.动作: 仰卧, 头部垫高, 双手平放在身体两侧。

2.动作: 双膝弯曲, 脚底平放于床面, 像要控制排尿一样, 用力收紧骨盆底肌肉。

3.动作: 停顿片刻后, 再重复收紧双膝。每次重复做10遍, 每天至少做3~5次。

4.效果: 此动作有助于改善骨盆肌肉的收缩能力, 有利于顺利分娩。

腰部运动

1.动作: 席地而坐, 双手放身体两侧撑地, 双腿并拢伸直。

2.动作: 先将双腿伸直、抬起, 尽量靠向左肩。

3.动作: 然后再将双腿放回原位, 再抬起, 尽量靠向右肩。

4.效果: 此动作可增强腹部肌肉及矫正骨盆向前倾的姿势。

会阴肌肉运动

1.动作: 仰卧, 双手放在身体两侧, 双膝屈起, 双脚微微分开。

2.动作: 腹部吸气, 然后慢慢呼气, 并同时收紧腹部、臀部及大腿的肌肉。

3.动作: 数五下, 然后放松。重复动作5~10次, 每天坚持练习。

4.效果: 此动作可增强骨盆底肌肉的控制力、承托力, 减低产前的抗拒力, 使生产能在轻松的情况下完成。

玩过头了，我的头转不过来了

胎儿出生前在子宫里的姿势非常重要，关系到分娩是顺产还是难产。在宫内的胎儿浸泡在羊水中，由于胎儿头部比胎体重，所以胎儿多数是头下臀上的姿势。

胎位异常怎么办

胎儿在子宫内的正常姿势应该是头位，即头部朝下臀部朝上，分娩时头应先娩出；相反为臀位，分娩时臀部先娩出。由于胎儿的头部比臀部大，如果分娩时先娩出臀部，头部再要出来就很困难了，造成难产。因此，胎位正常与否十分重要，它关系到分娩能否顺利进行。

在孕28周前胎儿尚小，羊水相对较多，即使胎位不正大多也能自行转正，但若在孕30周后仍胎位不正，就要在医生指导下进行自我矫正。

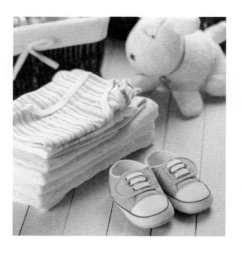

弯曲膝盖（注意不要压住腹部）、胳膊和腿着地，臀部抬起，保持该姿势2～3分钟。熟练之后可以增加时间，保持10～15分钟。如果腹部出现疼痛或痉挛，立即停止运动，适当休息。

臀位妊娠可以纠正

♛ 纠正归位

最常见的异常胎位为臀位，臀位是指胎儿在子宫内不是倒挂，而是头朝上臀朝下，生产时臀或脚先出来，体积最大和最硬的胎头最后娩出，易使胎儿窒息死亡。臀位一般还分为以下几种。

单臀位（单纯的只有屁股先出）：胎儿的身体在臀部折成两半似的，双脚举到头顶上。生产时，由臀部先出来，这种生产方式是臀产中最安全的，因为只要子宫口开得够大，足够让臀部出来，那么就不必担心头部出不来了。

完全臀位（屁股与脚一起先出来）：胎儿呈盘腿坐的状态，屁股和双脚一起先出来。虽然这也属于安全的生产方式，但有时只有一脚先出来，就是下面介绍的单足位。

单足位（只有一脚先出）：这种形态与前两种状态不同的是，容易提早破水，脐带有时会从子宫口脱出。一旦发生这种情况，子宫壁与婴儿之间的脐带受压迫，将危及胎儿的生命。即使屁股已出，但子宫口无法全开，也会使婴儿头夹在子宫口造成难产。

双足位（两脚先出）：这种生产方式比起前者，脐带更容易脱出，加速婴儿血液循环的恶化，是胎位不正之中最难生产的类型。

如果准妈妈已经确诊为臀位妊娠，就要设法纠正，尤其在孕32周以后。

艾灸至阴穴法：早晚各1次，每次20分钟，1周后复查。

激光照射至阴穴：左右两侧各照射10分钟，每天1次，7次为1个疗程，应该有良好效果。

若以上办法失败，或者准妈妈腹壁较松，子宫壁不太敏感，可由医生施行改良外倒转术。

改良外倒转术：适用于32～34周妊娠的转位。方法是术前30分钟先口服利托君10毫克，以松弛子宫平滑肌，然后进行外转胎位术，转位成功后用腹带加以固定。手术要慎重，严格筛选适应证和禁忌证。但是对于有过剖宫产的准妈妈则不建议进行外转胎位术。并且，只有具备羊水量适中、胎儿的背部在两侧、准妈妈体重适中、胎儿的臀部并未进入骨盆深部等条件才适宜实施改良外倒转术。

♔ 剖宫产还是经阴道产

选择剖宫产还是经阴道娩出，要根据不同情况区别对待。如果胎儿是足位，或者胎儿过大，或胎头仰伸等，以剖宫产为好；如果胎儿是单臀位，且准妈妈骨盆宽大、胎儿中等大小、产程进展也顺利，可以进行阴道分娩。胎位不正的准妈妈，需要在预产期前1～2周住院待产，由医生根据准妈妈的具体情况决定分娩方式。

做操矫正胎位

♔ 膝胸卧位法

方法：准妈妈趴在床上，脸朝侧面，手腕向前伸，双膝之间要分开，胸部和膝盖着地，把屁股抬得比胸部高，使胎臀离开骨盆腔。如此一来，腹中的子宫腔会稍微变形，胎儿便往子宫底的方向移动。

早晚各1次，每次15分钟。

贴心提醒：做前应排空小便，松腰带，在医生的指导下正确执行。胎位为臀位或横位者可以采用此法。这种胎儿自行归正的方法若从妊娠第28周开始持续到第34周左右，大约会有50%的胎儿可以自行把胎位归正过来。

♔ 侧卧位转位法

方法：准妈妈在睡眠中注意侧卧姿势，身体卧于胎儿身体肢侧，利用重力的关系使胎头进入骨盆。侧卧时还可同时向侧卧方向轻轻抚摸腹壁。

每天2次，每次15～20分钟。

贴心提醒：胎位为横位或枕后位可采取此方法。

通过数胎动与胎儿交流

准爸爸有一个每天都要完成的任务，就是要帮准妈妈一起数胎动。其实，准爸爸还可以通过数胎动直接与胎儿交流情感。准爸爸在数着胎动的时候，可以发挥自己的想象，和宝宝对话，对宝宝的美好祝福与愿望都可以在胎动时说出来。

由于胎儿对男性低沉的声音较为敏感，准爸爸起着举足轻重的作用，因此准妈妈也可以让丈夫抚摸着自己的肚子，和胎儿说说话，让未来的宝宝也熟悉一下爸爸的声音。也可以念儿歌，讲童话，或者给宝宝唱歌。准爸爸通过准妈妈的腹部轻轻地抚摸腹中的胎儿，并轻声细语地对胎儿说话："哦，小宝宝，爸爸来啦，这是小脚丫，这是小手，让爸爸摸摸。啊！会蹬腿了，再来一个。"胎儿特别喜欢父亲的声音，因为男性的声音低沉、浑厚。心理学家特别指出，让父亲多对胎儿讲话，不仅能增加夫妻间的恩爱，共享天伦之乐，还能将父母的爱传到胎儿那里，这对胎儿的情感发育有很大的好处。

妊娠晚期准妈妈的心理调节

妊娠30周，孕妇在体力、情感和心理状态方面开始经历一个异常脆弱的时期。孕妇担心各方面的危险会给胎儿带来伤害，害怕身体变化使自己保护胎儿的能力减弱，处处显得小心翼翼，大部分时间待在家里，并要求丈夫更多地留在身旁保护。妊娠晚期阶段，孕妇迫切期待分娩以终止妊娠，同时伴随矛盾心理，尤其关于分娩的种种传说，包括分娩的危险，均可能加重恐惧心理。复杂的心理活动常常扰乱了正常睡眠，睡梦增多。睡梦大多反映了孕妇对胎儿及本人的担心、忧虑和烦恼。因此，在妊娠的最后阶段，更需要为孕妇提供具体的心理调节措施，以帮助缓解不适。此时，孕妇除了要正确认识分娩的过程，还要学习协调家庭成员之间的关系技巧以及处理新家庭问题的能力，以最佳身心状态迎接分娩。

孕37周
8月6日

一不小心踢到了妈妈

胎儿的体重、体长继续增加，子宫内的空间就显得越来越小了。胎儿胎动的次数比原来少一点，动作强度也会减弱一点。

此时预防早产很重要

怀孕满28周不满37周的自然分娩称为早产，在此期间出生的体重在1 000~2 499克，身体各器官未成熟的新生儿称为早产儿。发生早产，孕妇方面的原因有：有急慢性疾病，妊娠并发症如胎膜早破、前置胎盘、胎盘早剥等，子宫畸形，腹部猛烈外伤或腹腔内手术操作等。此外，发生早产还有胎儿及胎盘方面的原因。有流产史、早产史或本次妊娠有过流血史的孕妇容易发生早产。出现早产症状应马上就医。如果孕龄不足35周，有宫缩而未破膜者应卧床休息，取左侧卧位可减少宫缩。对于妊娠37周以上的孕妇，不论破膜与否均为自然临产。

姿势正确防疼痛

♛ 预防耻骨疼痛的正确坐姿

一般来说，耻骨痛大部分出现在怀孕28周之后，但痛楚因人而异，有的准妈妈会觉得痛的难以忍受，而另一些准妈妈则感觉影响不大。其实，耻骨痛是很正常的现象，为了缓解痛楚，准妈妈要采用正确的坐姿。准妈妈坐下时宜平放双脚，避免耻骨受压；准妈妈坐下时应靠向椅背；准妈妈不要向前倾坐，以免使耻骨受到压迫。

♛ 预防膝痛的正确姿势

由于准妈妈在孕晚期后身体越来越沉重，站立时会不自然地将双脚伸直，这样会令膝盖软骨劳损，于是常常感觉膝盖部位疼痛。为了预防和缓解膝盖疼痛，准妈妈可以参考下面介绍的这些正确的站立姿势和按摩方法。

准妈妈坐下，屈膝成90°，在膝部内侧肌肉隆起处，以拇指打圈揉按膝盖旁的血海穴，分别以顺时针及逆时针揉按30圈，以感到酸胀的感觉为宜。

准妈妈扶住身旁的桌子或椅子，轮流单脚站立，另一只脚向后呈90°弯曲，然后放松伸直，这个动作要重复20次。如果准妈妈要长时间站立时，每半个小时都要做1次。

准妈妈在站立时要避免自己上半身向前倾，双脚绷得太直，这样会使膝盖部位受力过多，造成疼痛。

缓解大腿疼痛的运动方式

♛ 踢脚运动

准妈妈侧躺在床上，用手撑住头，下侧的膝盖弯曲保持平衡，然后将上侧的膝盖拉近肩膀方向。保持肩膀到骨盆的线条和床平行，然后把拉起的脚向远方伸直，以感到舒适的程度就可以。

♛ 活动大腿

1.方法一：准妈妈浅坐在椅子上，用一只手抓住椅子座面，大幅度张开两脚。让一只脚从内侧向外侧，配合呼吸进行有节奏的活动，经过数次后，再换另一只脚进行重复动作。

2.方法二：准妈妈呈仰卧姿势，弯曲膝盖，两手分别抓住两膝大幅旋转，注意别碰到腹部。

BABY

孕期生活全记录

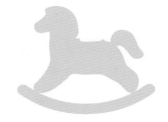

● 孕晚期要尽量避免性生活

　　这时候孕妇的腹部突然膨胀起来，腰痛，懒得动弹，性欲减退。此阶段胎儿生长迅速，子宫明显增大，对任何外来刺激都非常敏感。子宫在孕晚期容易收缩，因此要避免机械性的强刺激。夫妻间应尽可能停止性生活，以免发生意外。

　　尤其是临产前4周或前3周时必须禁止性交。因为这个时期胎儿已经成熟。为了迎接胎儿的出世，孕妇的子宫已经下降，子宫口逐渐张开。如果这时性交，羊水感染的可能性更大。调查证实，在产褥期发生感染的妇女，50%在妊娠的最后4周有过性生活。如果在分娩前3天性交，20%的妇女可能发生严重感染。感染不但威胁着即将分娩的产妇安全，也影响着胎儿的安全，可使胎儿早产。而早产儿的抵抗力差，容易感染疾病。即使不早产，胎儿在子宫内也可以受到母亲感染疾病的影响，身心发育也会受到影响。

　　对于丈夫来说，目前是应该忍耐的时期，只限于温柔地拥抱和亲吻，禁止具有强烈刺激的行为。

● 准妈妈应避免剧烈运动

　　到了孕晚期，任何人都不可回避早产的危险，因此准妈妈在日常生活中需要多加小心。平时避免激烈的运动，尽量少做压迫腹部的动作。准妈妈提重物尤其容易导致早期胎膜早破，应该特别注意。准妈妈可以根据身体状态，进行轻微的运动，感到疲劳时，必须休息。

我的伙食怎么样

● 本月准妈妈饮食原则

　　本月，准妈妈的子宫已经占据了大半个腹部，并挤压到了胃部，进食也受到了影响，因而会有吃不饱的感觉。在这个时期，母体基础代谢率增至最高峰，而且胎儿生长速度也达到最高峰。

　　因此，准妈妈应尽量补充因胃容量减小而减少的营养，实行一日多餐，均衡摄取各种营养素，防止胎儿发育迟缓。

　　此外，水肿和妊娠高血压综合征也多发生在本月，为了减轻水肿和妊娠高血压综合征，准妈妈的饮食应少放食盐。同时，饮食不可毫无节制，应该把体重的增加限制在每周350克以下。

● 推荐食谱

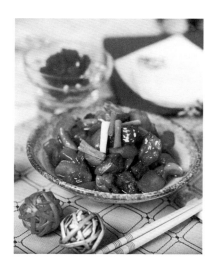

胡萝卜炖牛腩

材料：牛腩300克、胡萝卜100克。

调料：料酒、葱段、姜片、盐、清汤。

做法：将牛腩洗净，切块，焯水，捞出，沥干；胡萝卜洗净，去皮，切滚刀块。锅置火上，倒入适量清汤，放入牛腩块、料酒、姜片、葱段煮沸，开锅后用小火焖煮20分钟，放入胡萝卜块煮1小时，加入盐调味即可。

板栗煲鸡翅

材料：鸡翅150克、板栗80克、鲜香菇2朵。

调料：葱段、姜片、盐、料酒。

做法：将鸡翅洗净，焯水，捞出沥干；板栗去壳及内皮，洗净；鲜香菇洗净，去蒂，切片。砂锅置火上，倒入适量清水，放入鸡翅、板栗煮沸，撇去浮沫，加入香菇片、葱段、姜片煮沸，改用小火炖约40分钟，加入盐、料酒调味即可。

红烧鲤鱼

材料：鲤鱼1条。

调料：白糖、酱油、料酒、葱末、姜末、醋、蒜末、红椒丝、盐、水淀粉、清汤、植物油。

做法：将鲤鱼去鳞、内脏、鳃，在鱼身两面剞刀，加入料酒、盐腌渍片刻，用部分水淀粉上浆；将清汤、酱油、料酒、醋、白糖、盐、水淀粉调成芡汁备用。锅置火上，倒入植物油烧热，放入鱼煎至金黄色，捞出摆盘。锅内留余油，将葱末、姜末、蒜末、红椒丝放入锅中，炒出香味后倒入调好的芡汁，芡汁黏稠时用炸鱼的沸油冲入汁内，略炒，迅速浇到鱼上即可。

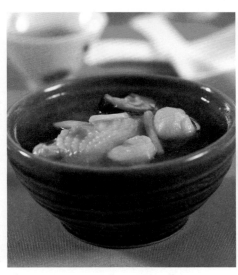
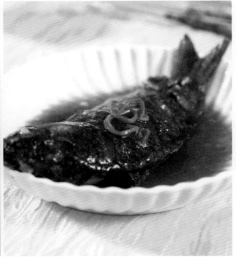

本月安胎检查

● 产道检查胎位

妊娠28周后需要经腹部、阴道检查胎位。尤其是之前胎位不正的准妈妈，需要检查一下胎儿是否转正。若胎位不正，可及时治疗。如未转为头位，则应选择分娩方式，提前住院待产，避免因分娩时胎位不正造成的严重后果。

医生结合骨盆内外测量的结果，用双手触诊准妈妈腹部来判断胎儿的姿势。如果怀疑胎位不正，还要进一步进行B超检查加以确定。

腹型测量观察：尺测耻骨上子宫长度及腹围；进一步进行B超检查，观察胎先露与骨盆的关系，还可测量胎头双顶径、胸径、腹径、股骨长度，预测胎儿体重，判断能否顺利通过骨产道。

评估头盆关系：正常情况下，部分初孕妇在预产期前1～2周，经产妇于临产后，胎头应入盆。若已临产，胎头仍未入盆，则应充分估计头盆关系。检查头盆是否相称的具体方法：孕妇排空膀胱后仰卧，两腿伸直，检查者一手放在耻骨联合上方，另一手将胎头向骨盆腔方向推压。若胎头低于耻骨联合平面，称为胎头跨耻征阴性，提示头盆相称；若胎头与耻骨联合在同一平面，称胎头跨耻征可疑阳性，提示头盆不称；若胎头高于耻骨联合平面，称胎头跨耻征阳性，提示头盆不称。对出现跨耻征阳性的孕妇，应让其取两腿屈曲半卧位，再次检查胎头跨耻征，若转为阴性，提示骨盆倾斜度异常，而不是头盆不称。头盆不称提示可能有骨盆相对性或绝对性狭窄，但是不能单凭胎头跨耻征阳性轻易做出临床诊断，需观察产程进展或试产后方可做出诊断。

异常胎位：骨盆入口狭窄往往因头盆不称，临产后胎头仍未入盆，胎位异常如臀先露、肩先露发生率极高；中骨盆狭窄影响已入盆的胎头内旋转，导致持续性枕横位、枕后位等。

臀位的诊断——腹部检查子宫呈纵椭圆形，子宫底部可触到圆而硬、按压有浮球感的胎头。耻骨联合上方可触到软、宽而不规则的胎臀。胎心音在脐上方左或右侧听得最清楚。B超检查胎头在肋缘下。耻骨联合上方为臀或为足。

横位的诊断——子宫呈横椭圆形，胎头在母体腹部一侧触及，耻骨联合上方较空虚。胎心音在脐周两旁最清楚。B超检查胎头在母体腹部的一侧。

● 血钙检查

孕晚期，有的准妈妈会出现腿脚抽筋，这往往是由于孕期血钙水平低造成的。这时就需要检查血钙予以确认。此外，低血钙是引起妊娠期高血压的原因之一，通过测定可以使准妈妈及时补钙，以降低妊娠期高血压综合征的发生率。

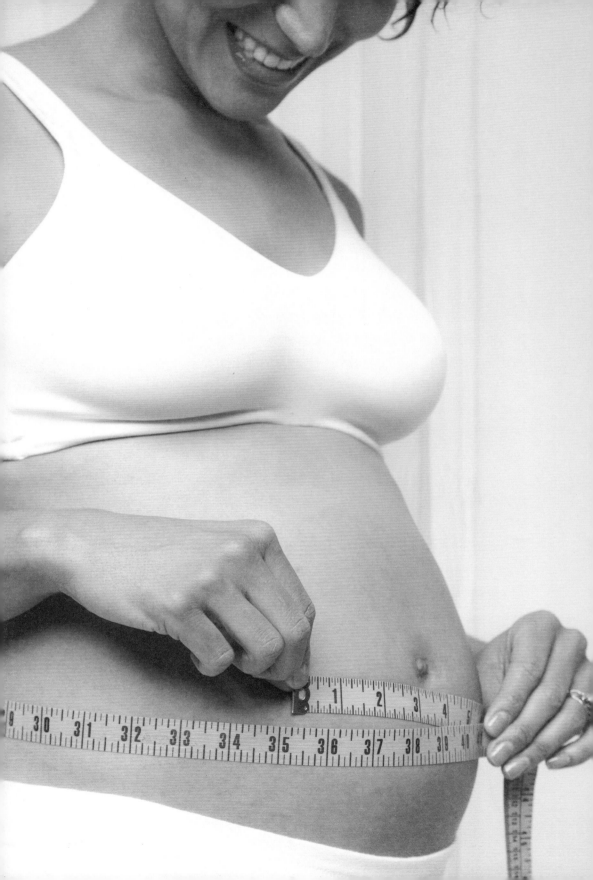

09

怀孕第9个月：
最后的冲刺

准妈妈托着沉重的腹部，
承载着来自心理、生理上巨大的压力的同时，
还在不断地鼓励自己，一定要坚持住！
因为她们坚信，
很快就要和亲爱的小宝贝见面了。

我是一个结实的棒小伙

　　胎儿的体重已经接近2 000克，身长也长到了45厘米左右，在妈妈的子宫中显得很拥挤，活动余地变小很多。胎儿的发育已经接近成熟，有的胎儿的头部已经开始下降，进入母体盆腔。

检查胎儿的体重

　　随着预产期临近，许多准妈妈最担心的事情就是胎儿的大小和体重。虽然胎儿的体重大体可以通过超声波检查来确定，但稍许的误差在所难免。还有利用计算机程序推算胎儿体重的方法。

　　这种方法主要是根据测量所得的头部直径、头部周长、大腿骨长度等参数，推算胎儿的体重。虽然以胎儿的头部周长和体重为标准，能够断定是进行自然分娩还是必须行剖宫产手术。

　　但由于不同的孕妇体质各不相同，还存在产道宽窄的区别，因此是否进行手术必须到阵痛时才能得出准确的结论。

加餐多点花样

　　在孕晚期，孕妇需要更多的营养，以往一日三餐的饮食习惯不能够源源不断地提供营养，加餐是补充营养的好方法。加餐要注意食物的多样化和营养的均衡。

　　一般来说，在早餐和午餐之间或者下午4点钟左右，吃25克左右芝麻糊，能够为准妈妈提供足够的能量。

　　准妈妈还可以将煮鸡蛋、牛肉干、豆腐干、全麦饼干、青稞粉、藕粉都增添到加餐的食谱当中。每顿加餐时，尽量将蛋白类的食物，包括蛋、肉等控制在25克以内，淀粉类的食物也应控制在25克左右，同一类的食物不要重复食用，变着花样地吃最好。每天都换换样儿，补充营养又不会吃腻。如果准妈妈想吃甜食，那么水果应该是首选，但是每天吃水果的量不应该超过500克，不然会摄入过多的糖分，进一步加重机体糖代谢负担。

预防孕晚期便秘的食物

　　进入孕晚期，由于孕妇活动减少，胃肠的蠕动也相对减少，食物残渣在肠内停留时间长，就会造成便秘，甚至引起痔疮。那有哪些食物可以预防便秘呢？

　　1.含纤维素的食物：各种蔬菜，如芹菜、扁豆、白菜、油菜等。

　　2.含水多的食品：如果汁、牛奶、酸奶等，也可多饮水。

　　3.润肠食品：含油食物，如植物油、蜂蜜、核桃仁等。

　　4.含镁的食品：如香蕉。

　　5.其他食品：蘑菇、豆制品、水果等。

　　如果便秘严重的话，如解大便的间隔比平时长很多，且大便很硬，腹部胀痛，甚至便血，就要去医院。

孕晚期心理保健应注意

　　了解分娩原理及有关科学知识。克服分娩恐惧，最好的办法是让孕妇自己了解分娩的全过程以及可能出现的情况，对孕妇进行分娩前的有关训练，许多地方的医院或有关机构均举办了"孕妇学校"，在怀孕的早、中、晚期对孕妇及其丈夫进行教育，专门讲解有关孕产方面的医学知识，以及孕妇在分娩时的配合。这对有效地减轻心理压力、解除思想负担以及做好孕期保健，及时发现并诊治各类异常情况等均大有帮助。

　　做好分娩准备。分娩的准备包括孕晚期的健康检查、心理上的准备和物质上的准备。一切准备的目的都是希望母婴平安，所以，准备的过程也是对孕妇的安慰。如果孕妇了解到家人及医生为自己做了大量的工作，并且对意外情况也有所考虑，那么，她就不会有那么多顾虑了。

　　孕晚期以后，特别是临近预产期时，准爸爸应多留在家中，使准妈妈心中有所依托。

　　身体没有意外情况时，不宜提早入院。毫无疑问，临产时身在医院，是最保险的。可是，提早入院等待时间太长也不一定就好。首先，医疗设施的配备是有限的，如果每个孕妇都提前入院，医院不可能像家中那样舒适、安静和方便。其次，孕妇入院后较长时间不临产，会有一种紧迫感，尤其看到后入院者已经分娩，对她也是一种刺激。另外，产科病房内的每一件事都可能影响住院者的情绪，这种影响有时候并不有利。

　　所以，孕妇应稳定情绪，保持心态的平和，安心等待分娩时刻的到来。不是医生建议提前住院的孕妇，尽量不要提前入院等待。

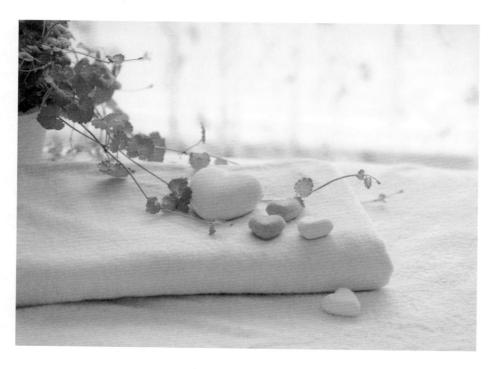

孕34周

8月20日

老爸说我是个能花钱的小妖精

现在距离预产期还有一个多月，准妈妈和准爸爸应该提前进入状态，做好分娩的准备工作。

住院待产的物品准备

准妈妈要做的临产准备工作包括：新生儿房间要向阳、保暖、噪声小、通气好；婴儿床的选择应经济、实用、安全；婴儿香皂、婴儿沐浴液、婴儿润肤霜、松花粉（洗完屁股后用）、爽身粉（夏季备痱子粉）等；洗脸盆、洗澡用大盆、尿盆、洗尿布盆；洗澡专用毛巾，几条小方巾，供孩子吃奶、喝水时垫在下巴底下；可准备专用影集，把孩子照片保存起来；产妇用的牙刷、牙膏、2条洗脸毛巾、2条小毛巾、水杯、软底拖鞋、内衣内裤2套、哺乳乳罩、卫生巾、梳子、少许食品等；婴儿用的衣服1套、小被褥1条、小毛巾3条、尿片2包等；办理入院手续时所需的证件、《孕产妇保健手册》及入院押金等。

为宝贝准备哺喂所需物品

大奶瓶1~2个，小宝宝喝奶时用。

小奶瓶2个，其中一个喂水，另一个喂果汁。

奶嘴2~4个，选择时注意大小适中。

奶瓶消毒锅（器）1个。

奶瓶奶嘴刷1个。

奶瓶夹1个，奶瓶消毒后用奶瓶夹既卫生又安全。

保温奶瓶1个，便于夜间或外出时使用。

温奶器1个，选择免水式并能自动调温37℃的为宜。

外出奶粉携带盒1个，选有四层结构的较适宜。

吸奶器或吸喂乳两用瓶1个，以备喂母乳时用。

果汁压榨器1个。

食物研磨器1个。

母乳冷冻机1～2个，适合喂母乳的上班族妈妈用。

为宝贝准备衣物

新生儿和尚服2～4件，根据季节搭配薄厚。

方包巾2～4块，包裹小宝宝时用，防止着凉。

毛巾被2条，春秋季节小宝宝睡觉时用来盖身体。

小帽子1个，根据出生季节选择厚薄。

围兜4～6个，小宝宝喝奶和喝水时用。

小宝宝衣2～4件，小宝宝2个月时可穿。

外出服2套。

内衣2～4件，根据季节搭配厚薄，小宝宝2个月大时用。

棉长裤2～4件，小宝宝2个月大时用。

斗篷外套1件。

棉鞋2～4双，冬天或外出时给小宝宝用。

软枕1个。

枕头套1个。

婴儿毛毯1～2条，触感要柔软，可用浴巾替代。

小棉被、小棉褥各1条，小宝宝冬天睡觉时用。

纸尿裤、棉布尿片多多益善。

孕35周
8月27日

别纠结，我的出场时间还没有到

胎儿继续迅速生长发育。产检时，医生可能会说，胎儿不在骨盆里或胎头高浮，说明胎儿还没有降入产道，但这种情况很快将会改变。在本周前后，胎儿的头和整个身体位置会在母腹中下降，胎头进入妈妈的骨盆中，称作"入盆"，头入盆和身体下降，是即将降生的标志。

预产期前要补充维生素K

维生素K是能被人体利用来产生血浆中的凝血物质。维生素K还是影响骨骼和肾脏组织形成的必要物质，主要参与一些凝血因子的合成，有防止出血的作用，因此，维生素K有"止血功臣"的美称。它经过肠道吸收，在肝脏生产出凝血酶原及一些凝血因子而起到凝血作用。若孕妇（一般指患有肝病的孕妇）维生素K吸收不足，血液中凝血酶原减少，易引起凝血障碍，发生出血。孕妇妊娠期如果缺乏维生素K，就会增加流产的概率。胎儿即使存活，孕妇也会由于其体内凝血酶低下，易发生生产时大出血。

因此，孕妇应注意摄取富含维生素K的食物，以预防产后新生儿因维生素K缺乏而引起的颅内、消化道出血等。故孕妇在预产期前一个月，尤其要注意每天多摄取富含维生素K的食物，如菜花、白菜、菠菜、莴笋、干酪、动物肝脏和谷类食物等，必要时可每天口服维生素K。这样可以预防产后出血及增加母乳中维生素K的含量。

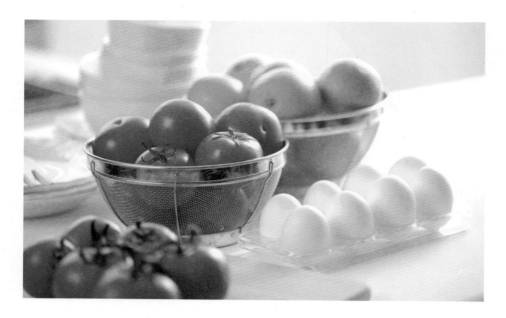

富锌食物有助自然分娩

研究表明，产妇分娩方式与其妊娠晚期饮食中锌的含量有关。锌是人体必需的微量元素，对人体机能有着重要的作用。锌对分娩的主要影响是可增强子宫有关酶的活性，促出子宫收缩，把胎儿使进入子宫腔。富含锌的食物有肉类、海产品、豆类、坚果类等。特别是一些偏爱素食的准妈妈，肉类摄入很少，就会明显减少锌的获得量及利用率，所以素食准妈妈要用全谷类、豆类及花生等食物，来增加锌的吸收，以帮助自然分娩。

警惕胎膜早破

正常情况下，胎膜在临产期破裂，羊水流出，胎儿也在数小时内娩出。如果胎膜在临产之前（即有规律宫缩前）破裂，就叫胎膜早破。

胎膜早破是妊娠晚期的常见异常，如果被忽视，常常会给孕妇和胎儿造成严重的后果。首先，细菌可沿着阴道上行进入羊膜腔内感染胎儿，使胎儿发生缺氧。

其次，细菌也可经胎盘进入母体血液循环，引起菌血症、败血症，还会增长产后出血、产褥感染和羊水栓塞的机会，使孕妇生命受到威胁。

除此之外，羊水外流致使子宫变小，刺激子宫发生收缩，如果此时尚不足月，就会引发胎儿早产。

准妈妈可突然感到有水从阴道内流出，时多时少，连续不断地往外流。

如果胎膜破口较小，或破裂的地方较高时，则羊水的流出量少，如果从阴道内往上推动先露时有羊水流出，即可确定是胎膜早破；反之，推动先露部但并不见流液增多，往往可能是尿失禁。

发生胎膜早破时，首先需要注意的是防止细菌感染。发生破水后，羊水有可能流进子宫内部，因此不能淋浴或盆浴。子宫内一旦发生细菌感染，就会使胎儿患上肺炎，非常危险。极少数情况下，破水的同时脐带也会娩出，这时因氧气不足，胎儿处境非常危险。发生早期破水后，不要洗浴，应该马上去医院。在医院接受诱导分娩，如果用这种方法超过24小时仍不能分娩，应实施剖宫产手术。

哪些情况下必须引产

孕晚期，如果准妈妈出现以下几种情况，为确保母体健康或使胎儿脱离宫内险境，必须终止妊娠，实施引产手术。

1.妊娠期高血压疾病的子痫前期，多出现在妊娠中后期。如经过治疗后病情无好转，继续妊娠则容易发生子痫或胎盘早剥，继而引起子宫大出血，并会导致胎儿窒息甚至死胎。

2.准妈妈羊水过多时，子宫底会急剧升高，压迫准妈妈的胃，甚至使心脏移位，结果导致准妈妈心悸、憋气，难以平卧，影响睡眠和饮食，严重者还可能存在胎儿畸形。这种情况下应立即引产，终止妊娠。

3.若准妈妈感觉胎动已经消失，经医生检查后确定胎儿已死在子宫内，应立即引产，以确保准妈妈生命安全。

4.患有糖尿病或其他严重器质性疾病的准妈妈，因身体虚弱、精力不济、体力不支，继续妊娠对准妈妈本身与胎儿都不利，应当考虑引产。

5.过期妊娠。妊娠达到或超过42周尚未分娩者可常规引产。

此外，如果经过超声波检查测得胎儿发育畸形的准妈妈，也要进行引产。引产应由医师确定执行。

孕36周
9月3日

产检对我来说真的很重要

准妈妈的身体已经相当沉重，腹部膨大到肚脐都变得向外突出来，起居坐卧日常动作都会显得十分吃力。准妈妈要每周做1次产前检查，坚持接受复查，坚持测胎心、胎动。

产前检查要加密

为了能够密切追踪母体与胎儿的健康状况，一般建议妊娠28周之后，每2周应做1次产前检查，所以，如果上1周没有去，在妊娠33周准妈妈就要去做产前检查了。在孕晚期如果发觉准妈妈的健康受到威胁，如子痫前症等，或者胎儿出现窘迫征象，如胎盘早期剥离、胎心胎动异常、28周以上的早产儿，通常会有比较高的存活机会。

孕晚期应该做哪些检查

孕晚期每2周1次产前检查，最后1个月每周1次，有产科并发症者，均需至少每周1次产前检查。孕晚期产前检查包括：

♛ 常规检查

孕晚期常规的检查项目有：体重、血压、宫高、腹围、水肿检查、胎心多普勒听诊。体重是每次孕期检查的必测项目，通过检查准妈妈的体重可以间接检测到胎儿的成长。血压也是每次孕期检查的必测项目，血压高是妊娠高血压疾病的症状之一，一般20周以后会发生，它将影响胎儿的发育成长。所以每一次检查都要量血压，看看是否在基础血压上有升高。准妈妈的宫高、腹围与胎儿的大小关系非常密切。到孕晚期通过测量宫高和腹围，可以估计胎儿的体重。所以，做产前检查时每次都要测量宫高及腹围，以估计胎儿在宫内发育情况，同时根据宫高妊娠图曲线以了解胎儿宫内发育情况，是否生长受限、是否为巨大儿。怀孕后，尤其是孕20~24周以后，因为胎儿的增大和羊水的增多，宫体对下肢血管的压迫使下肢血液回流不畅造成脉压增高，下肢容易出现水肿。这不是一种病症，但是水肿也是妊娠高血压综合征的表现之一，所以要区分清楚是妊娠期的水肿还是妊娠高血压综合征所引起的水肿。

♛ 化验检查

化验检查包括：尿常规和血常规（根据医生的建议）。进入产科检查后，每次检查都要进行尿检，检查尿液中是否有蛋白、糖及酮体，镜检红细胞和白细胞。尤其是蛋白的检测，可以提示有没有妊娠高血压综合征等疾病的出现，有问题可根据情况及时处理。如有血尿的情况下，就需进一步检查是不是肾结石、膀胱结石等。

♛ 辅助检查

辅助检查包括：骨盆内诊、心电图、B超（孕36周左右）。内诊也叫阴道检查，快到预产期的时候做，主要是对宫颈、阴道、外阴进行检查，从外而内，先是看外阴，然后检查阴道和宫颈。阴道内的检查，主要看是否有湿疣、静脉曲张、阴道畸形、阴道横隔、阴道纵隔、双阴道等与分娩相关的情况。孕晚期B超检查主要看有没有脐带绕颈、胎儿的大小、胎盘位置及羊水量。

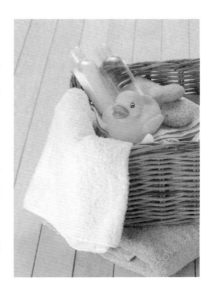

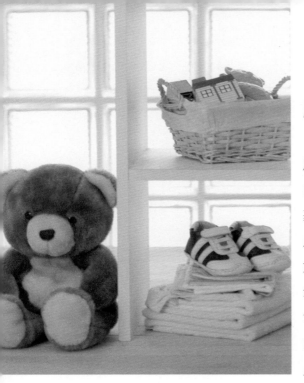

脐带绕颈怎么办

脐带绕颈是胎儿较常见的情况，脐带内的血管长度比脐带长，血管卷曲呈螺旋状，而且脐带本身由胶质包裹，有一定的弹性。脐带有一定长度，一般绕颈一周不会发生意外，但如果绕颈多周，由于胎动牵拉，导致绕颈过紧，可引起胎儿缺氧，甚至死亡。在临产时，随着宫缩加紧，下降的胎头将缠绕的脐带拉紧时，会造成脐带过短的情况，以致不能顺利分娩。这时缠绕周数越多越危险。通过B超检查可在产前看到胎儿是否有脐带绕颈。因此，这时更需要勤听胎心，注意胎动，以便及时采取措施。发现脐带绕颈后，不一定都需要进行剖宫产，只有胎头不下降或胎心有明显异常（胎儿窘迫）时，才考虑是否需要手术。

孕晚期为什么会有胃灼痛

到了孕晚期，孕妇没有了早孕反应，胃口好了，但是每餐后，总觉得胃部有灼烧感，有时灼烧感逐渐加重而成为灼烧痛，尤其在晚上，胃灼痛很难受，甚至影响睡眠。这种胃灼痛通常在妊娠晚期出现，分娩后消失。

孕晚期胃灼痛的主要原因是内分泌发生变化，胃酸反流，刺激食管下段的痛觉感受器引起灼热感。此外，妊娠时巨大的子宫、胎儿对胃有较大的压力，胃排空速度减慢，胃液在胃内滞留时间较长，也容易使胃酸返流到食管下段。

为了缓解和预防胃灼痛，在日常饮食中应避免过饱，少食用高脂肪食物等，口味重或油煎的食品都会加重胃的负担。临睡前喝一杯热牛奶是减轻胃灼痛的好办法。应特别注意的是，未经医生同意不要服用治疗消化不良的药物。

孕期尿频怎么办

一天排尿大于8次称为尿频。孕妇小便增加一般有两方面的原因：一是由于怀孕后母体的代谢产物增加，同时婴儿的代谢产物也要由母体排出，因而大大增加了孕妇肾脏的工作量，使尿量增加。二是由于妊娠的晚期，胎儿的头下降压迫膀胱，使膀胱的容量减少，引起小便次数增多，而且总有尿不完的感觉，这就是尿频。

有些孕妇到了孕晚期常出现尿频的现象，这与母体肾虚、膀胱有热相关。此时如果孕妇仅仅是小便多，但不伴有发热、腰痛、尿混浊等症状，均为正常现象，不需要特殊处理，等宝宝出生后症状自然会消失。为了解除小便多的现象，可以适当控制水分和盐的摄入。如果是排尿时出现尿急、尿痛及尿色异常，虽然是泌尿系统的症状，但却不可大意，要尽早地请教医生，不要延误治疗。

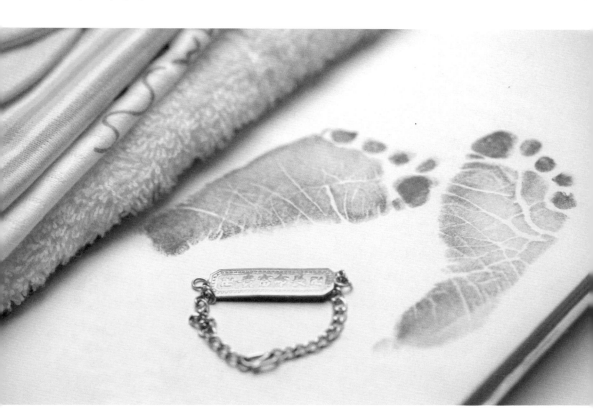

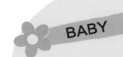

孕期生活全记录

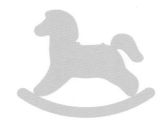

● 制订详细的分娩计划

对于准妈妈来说，现在既有早产的危险，预产期也有可能发生变化，因此建议事先制订详细的分娩计划。检查孕妇的健康状况，了解能否实施妊娠初期计划的分娩方式。如果必须改变分娩方式，那么究竟应该选择何种方式也需要进行慎重考虑。

同时，应认真做好经济上的规划。不仅自然分娩和剖宫产的费用相差许多，不同分娩病房的费用同样千差万别，因此在制订计划时，方方面面都要考虑到。

● 适时停止工作

一般来说，准妈妈健康状况良好，所从事的工作又比较轻松，可以到预产期前4周左右再停止工作，如果进入休产假的时间过早，反而会由于休息时间过长，导致体重增加并引起肥胖，还会有产生妊娠高血压疾病的危险。

若准妈妈患有较严重的疾病，或产前检查发现有明显异常，或有重要妊娠并发症，则应提前休息。何时开始休息要听从医生的意见，如果出现先兆早产、妊娠高血压等异常情况，医生建议休息或住院监护时，准妈妈应服从医生的建议而停止工作。

● 孕妇吸氧要谨慎

夏天天气炎热，正常人也会出现气短缺氧的现象。在怀孕期间，孕妇的心脏负担会加重，如果心脏代偿能力差，也有可能出现缺氧现象，尤其是怀孕晚期的孕妇，通常会有心慌的感觉。孕晚期孕妇出现缺氧现象，到底应该怎么办呢？能不能吸氧呢？

正确的做法是：先到医院做个检查，看胎儿在体内是否正常，如果胎儿在体内正常，只是孕妇自己感觉不舒服，呼吸不畅，应遵照医生的指导，进行吸氧治疗，一般吸氧治疗的原则是：

1.吸氧时间不宜太长，一般半小时以内。

2.吸氧次数一般两天1次，吸氧可以增加胎盘供血量。

3.吸氧最好在医院内进行，氧气应是医院用的纯净氧，浓度不要太高。

我的伙食怎么样

● 本月准妈妈饮食原则

本月是胎儿生长发育的最快阶段。准妈妈不仅要增加每天进餐的次数和进食量，并且要做到饮食多样化，尽量选择一些营养丰富的食物，例如，牛奶、鸡蛋、动物肝脏、鱼类、豆制品、新鲜蔬菜和水果；动物血、肝、木耳、青菜等；少吃过咸的食物，不宜大量饮水；还要注意少吃含能量高的食物，避免准妈妈过于肥胖、胎儿过大。养成一天六次进食的习惯（除三餐外，在下午和睡前各加一餐）。

一天饮食套餐

早餐	牛奶250毫升，麻酱烧饼1个
早点	上午10点左右：鸡蛋1个
中餐	米饭100克，肉末雪里蕻、素炒油菜适量，鱼汤1小碗
午点	下午3点左右：牛奶250毫升
晚餐	米饭100克，炒鳝鱼丝、素炒菜花适量，紫菜汤1小碗
晚点	晚上10点左右：橘子100克，牛奶250毫克

● 推荐食谱

白菜烩蘑菇

材料：白菜500克、蘑菇200克。

调料：植物油、盐、酱油、葱花、姜末、蒜末、香油、料酒。

做法：白菜洗净，切成小片；蘑菇洗净，掰成4瓣。锅置火上倒植物油烧热，炝香蒜末、姜末，倒入白菜片爆炒，七成熟时加盐翻炒出锅。锅内倒入少许植物油，油热倒入掰好的蘑菇瓣爆炒几下，加入酱油、料酒再翻炒几下，倒入炒过的白菜片，至八成熟时加入葱花，淋入少许香油即可。

芹菜炒肉丝

材料：猪瘦肉250克、芹菜100克。

调料：高汤、料酒、酱油、盐、水淀粉、植物油、葱花、姜丝。

做法：将芹菜去叶，洗净，切丝；猪瘦肉洗净，切丝，用料酒、酱油、盐、水淀粉上浆，用油炒至变色，捞出。炒锅置火上，倒入植物油烧热，放入葱花、姜丝爆香，放入芹菜翻炒，再加入肉丝、高汤炒匀，加入盐即可。

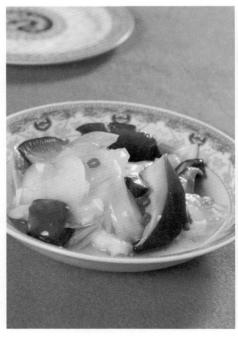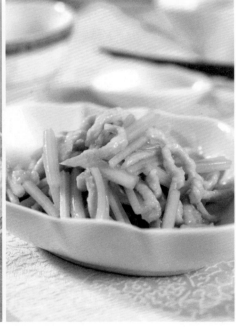

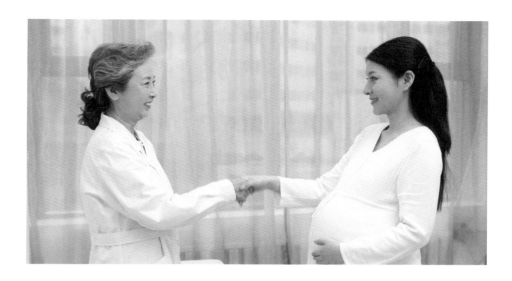

● 胎心电子监测

到了妊娠第9月，准妈妈需要进行胎心电子监测。胎心电子监测是指通过电子胎心监护仪来检测胎儿心率的动态变化，并了解胎心与胎动及宫缩间的关系，从而为医生提供判断胎儿宫内是否缺氧以及胎盘的功能的依据。

正常情况下，20分钟内应该有3次以上的胎动，胎动后的胎心率会增加15次/分以上。

胎心电子监测一般在妊娠33周以后进行。

建议孕36周后每周进行一次胎心监护，高危准妈妈应该每周进行2次胎心监护。

● B超检查脐带（特需人群）

脐带是从胚胎的体蒂发育而来的，是一条索状物，胚胎通过它悬浮于羊水中。它是连接母体和胚胎的枢纽。脐带的一端连接于胎儿腹壁的脐轮（就是以后的肚脐），另一端附着于胎盘。

如果把胎盘比作一把雨伞的话，脐带就是伞把。胎儿通过脐带和胎盘与母体连接，进行营养和代谢物质的交换。脐带如果受压，血液将被阻断，可危及胎儿的生命。因此，产前通过超声波（B超）检查脐带是非常必要的。

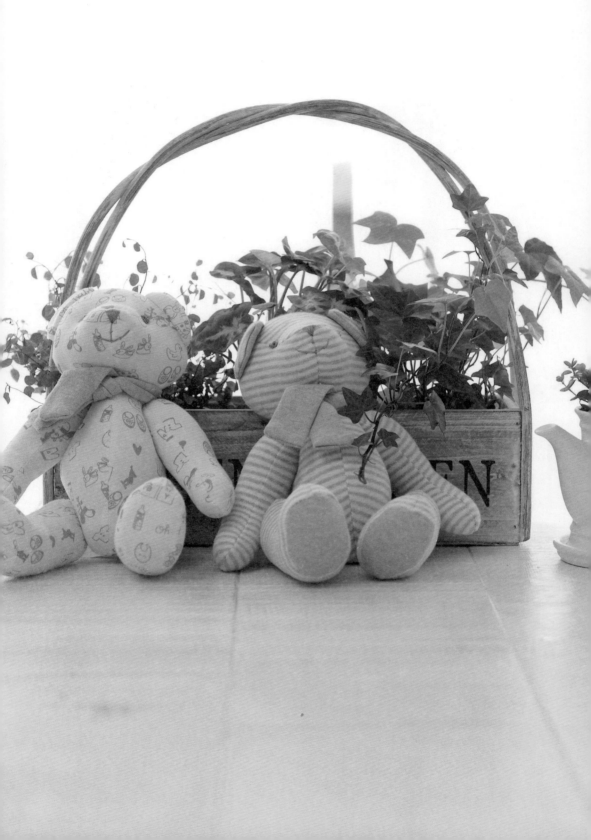

10

怀孕第10个月：
出场时间到

十月怀胎，一朝分娩，

经历了漫长的9个多月，

准妈妈和宝宝终于迎来了最后的冲刺阶段。

孕37周
9月10日

最后的生长冲刺期

这时的胎儿手脚肌肉发达，运动活泼，能高声啼哭，有强烈的吮吸反射，头盖骨变硬。指甲也长到超出手指尖，头发长2～3厘米。胎儿的心、肝、肺、胃、肾等内脏系统发育完成。

孕晚期应多吃的食物

孕晚期蛋白质的膳食供给量比未孕时要增加25克，应多食用动物性食物和大豆类食物。此外还要供给充足的必需脂肪酸。孕晚期是胎儿大脑细胞增殖的高峰，神经髓鞘化迅速，需要充足的亚油酸转化为花生四烯酸，满足大脑发育所需。另外，二十二碳六烯酸（DHA）为神经突触发育所必需，多吃海鱼有利于DHA的供给。

孕晚期缺铁性贫血的食疗法

贫血的症状：缺铁性贫血为妊娠期间常见的营养缺乏病。一般表现为面色枯黄、口唇黏膜和眼结膜苍白、头晕、无力、腿软、食欲减退、心悸、气急、疲倦等血虚症状。产前贫血会加重体质虚弱，引起临产时子宫收缩无力、滞产及感染等，对出血的耐受力差。

缺铁性贫血大都是由于妊娠晚期准妈妈和胎儿需要的营养剧增，饮食一时供给不上而引起的。孕前有寄生虫病、肝肾疾病者，也容易在妊娠后出现贫血。妊娠贫血的治疗方法有两种：一是药物治疗；二是食疗。若准妈妈贫血不是太严重，建议采用食疗法。为此，准妈妈对饮食调养须多加注意，尤其应增加铁、维生素C、叶酸、维生素B$_{12}$的摄入。

增加铁的摄入量：铁主要存在于畜禽的肝脏、瘦肉和海鲜类，所以增加动物性食品的摄入量，既可增加血红蛋白的供给，而且铁不受植物性食物中植酸和草酸的影响。

增加维生素C的摄入量：由于维生素C可促进体内铁的吸收，增加维生素C的摄入量也有助于预防和治疗贫血。准妈妈应多吃新鲜蔬菜和水果。因为新鲜蔬菜和水果中的维生素C可与铁形成可溶性化合物，使铁在碱性条件下仍能呈溶解状态，有利于吸收。

增加叶酸、维生素B$_{12}$的摄入量：叶酸广泛存在于各种动植物性食品中，其中动物肝和肾、蛋类及酵母中含量尤为丰富。维生素B$_{12}$主要存在于肉类、贝类、鱼类、蛋类及动物肝脏。因此，准妈妈应多吃这类食物。

孕晚期何时停止工作

怀孕晚期，孕妇活动开始明显笨拙了，有的孕妇会坚持工作到分娩前一天，而有的孕妇临产前很久就休假在家了。如何确定何时暂停工作，这要根据自己的具体情况加以把握。

如果孕妇从事办公室工作，工作强度小，工作环境相对稳定安全，孕妇可以一直工作到预产期前一天或临产前一天。如果孕妇在工厂企业的车间或操作间，工作性质具有一定强度、需要体力劳动，孕妇应该在预产期前两三周申请调换工作岗位或休假。如果孕妇从事服务性或商业性的招待、卫生、会计、收款等工作，如每天站立、行走在4小时以上，或坐着工作8小时左右，孕妇也应该在预产期的前2周就申请休假。如果孕妇从事的工作活动量非常大，或经常需要外出进行业务活动，那么孕妇应该在预产期前1个月就要申请休假。

当然，对于孕期没有异常情况的孕妇来说，什么时候暂停工作是因人而异的，只要把安全因素掌握好了就行。如果自己不好把握何时休假，可以咨询孕期检查的医生，把自己的工作环境、性质和劳动强度等信息告诉医生，请医生提出建议。

胎膜早破及预防

临产前发生胎膜破裂，称为胎膜早破，准妈妈突然感觉到有较多的液体从阴道排出。早期破水通常与细菌性阴道感染、羊水过多、胎儿异常、子宫颈内口松弛、多胎妊娠有关。早期破水给胎儿带来的最主要的危险是脐带脱出、感染、早产、胎盘早期剥离。有一些准妈妈在发生高位胎膜小破口的破裂后，胎膜的破裂处会自己愈合，孕妇不必过分担心。预防方法主要是定期到医院接受产前检查，预防阴道炎和其他妇科炎症的发生。保持膳食营养均衡，保证充足的维生素C和维生素D的摄入；怀孕最后1个月不宜同房；如果是多胞胎，要多卧床休息，避免过度劳累和对腹部的冲撞。

孕晚期乳头护理注意事项

产妇哺乳时常常会因为婴儿吸吮导致乳头皲裂或乳头凹陷而放弃哺乳，其实，妊娠晚期做好乳头的护理，可以使产后哺乳相对顺利。

每天用温开水清洗乳头和乳晕，以去除乳痂。

每次在清洗完乳房和乳头后，在乳头和乳晕表面涂上一层油脂，或经常用水或干毛巾擦洗乳头，增加皮肤的坚韧性，以便以后经得起婴儿的吸吮而不易破损和皲裂，减少乳腺感染和哺乳困难的情况发生。

如果孕妇的乳头为内陷型，则在妊娠晚期应该积极纠正，以利于分娩后婴儿正常吸乳。通常可以一手托起乳房，另一手手指拉住乳晕部，向外牵拉乳头，向上下左右转动，或捻动。若能坚持一段时间，乳头内陷可以得到纠正。但是牵拉乳头时动作要轻柔，以免反射性引起子宫收缩，导致早产。

孕38周
9月17日

妈妈已经在为住院做准备了

临近产期，除了仍然要小心翼翼地做好自身保健和胎儿保健外，还要做好产前的准备，包括思想上的准备和物质上的准备。

为住院准备些食物

随着住院日期的迫近，准妈妈要准备一些零食和饮料好带去医院。不过在生孩子时能否进食，取决于医院，最好先问问医院的规定。在住院前可吃一些容易消化的东西，以免准妈妈在初期感到饥饿。饼干、葡萄干和巧克力都是理想的零食。

吃些点心防恶心

有些准妈妈，在妊娠晚期会再度发生食欲不振、妊娠呕吐的情况。如不及时纠正，就会造成胎儿营养障碍。因此被恶心、呕吐所困的准妈妈最好能在正餐之间吃些小吃和点心，如牛奶、面包、饼干等，尤其是在睡前，不要空着肚子上床。

用香蕉提供能量

香蕉可以快速地提供能量，帮准妈妈击退随时出现的疲劳。你可以把它切成片放进麦片粥里，也可以和牛奶、全麦面包一起做早餐。

练习帮助分娩的运动

怀孕、临产阵痛及分娩都会给孕期女性的身体增加很大的负担。如果在这时坚持做一些适应性运动和练习，就能帮助准妈妈顺利度过妊娠期。另外，这些运动和练习，对分娩过程和产后体形的恢复都有好处。

♛ 骨盆的运动和练习

1.锻炼骨盆底肌肉的方法。仰卧位，头部垫高，双手平放在身体两侧，双膝弯曲，脚底平放于床面，像要控制排尿一样，用力收紧骨盆底肌肉，停顿片刻，再重复收紧。每次做10遍，每天至少3～5次。

2.骨盆倾斜练习的方法。手臂伸直，双手掌、双膝支撑趴在床上，要设法保持背部平直。背部弓起，收紧腹部和臀部肌肉，并轻微向前倾斜骨盆，呼气；此姿势保持数秒钟，然后换气，放松，恢复原姿势。重复数遍。注意练习时保持两肩不动。

♛ 下蹲练习

无支撑的蹲姿：保持背部挺直，两膝向外分开并且下蹲，两脚掌稍外展，保持两脚跟接触地面，并且用双肘向外稍用力压迫大腿的内侧，借以舒展大腿的肌肉。

扶椅子下蹲姿势：如果开始时感到完全蹲下有些困难，可以先扶着椅子练习。两脚稍分开，面对一把椅子站好，保持背部挺直，两膝向外分开并且蹲下，用手扶着椅子。如果感到两脚掌完全放平有困难，可以在脚跟下垫一些比较柔软的物品。起来时，动作要缓慢一些。

♛ 盘腿坐练习

增强大腿肌肉的坐姿：盘腿坐下，保持背部挺直，两腿弯曲，脚掌相对并使之尽量靠近身体，双手分别抓住同侧脚踝，双肘分别向外稍用力压迫大腿的内侧，使其伸展。这种姿势每次保持20秒，重复数次。

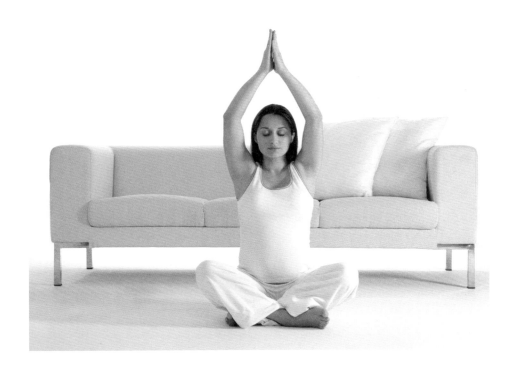

加坐垫的坐姿：如果感到盘腿有困难，可以在大腿两侧各放1个垫子，或者背靠墙而坐，但要尽量保持背部挺直。

准爸爸应考虑是否陪产

据相关调查显示，97%的产妇希望丈夫在她们"昏天黑地"生孩子的时候能够握住自己的手，给自己精神上最大的支持。

有些男性，在经历过小孩子从阴道分娩出来的场面以后，就有了心理阴影，准爸爸陪产时，看到一个胎儿从阴道分娩出来后的血淋淋的场面，会产生不好的影响。

所以，准爸爸要不要进产房陪准妈妈，还有待合理的考虑。如果要陪产，建议准爸爸提前做好心理准备，不要看产道，只陪在妻子旁边，鼓励妻子即可。

孕39周
9月24日

羊水破裂，一触即发

进入孕39周，几乎所有的准妈妈现在都会感到心情紧张。但是，你能做的只有放松心情，耐心等待分娩信号出现。

分娩前兆知多少

准妈妈如果出现以下的分娩征兆，就说明不久就要分娩，应做好待产准备。

♛ 胎儿下降感

准妈妈在临产前两周左右，会感觉到上腹部较前舒适，觉得上腹部轻松起来，呼吸会变得比前一阵子舒畅，胃部受压的不适感减轻了许多，饭量也会随之增加一些。

♛ 假临产

准妈妈在分娩发动前，常出现假临产。其特点是：①宫缩持续时间短（＜30秒）且不恒定，间歇时间长且不规律，宫缩强度不增加；②宫缩时宫颈管不短缩，宫口不扩张；③常在夜间出现，清晨消失；④给予强镇静药物能抑制宫缩。

♛ 见红

在分娩前24～48小时，阴道会流出一些混有血的黏液，即见红。这一现象

为临产前的一个比较可靠的征象。若阴道出
血量较多，不应认为是分娩先兆，而要想到
有无妊娠晚期出血性疾病，如前置胎盘、胎
盘早剥等疾病。

♛ 腹部规律性疼痛

一天内可感觉子宫有规律地收缩、膨胀
6次以上，表示阵痛开始了。初次生产的准妈
妈每5分钟阵痛1次时，或有生产经验的准妈
妈每10分钟阵痛1次时，即要入院待产。

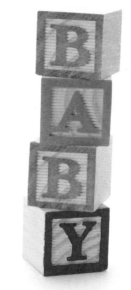

♛ 破水

分娩前几天或几小时，阴道突然流出稀
薄的液体，量可多可少，称为破水。应立即平卧，送去医院检查。

增加产力的饮食宜忌

临产时，由于宫缩阵痛，有的孕妇不吃东西，甚至连水也不喝，这是不好
的。临产相当于一次重体力劳动，孕妇必须有足够的热量供给，才能有良好的
子宫收缩力。只有宫颈口开全，孕妇才有体力把孩子分娩出来。如果孕妇进食
不佳，后果是极为严重的。为了孩子及孕妇的健康，临产时孕妇注意饮食是很
必要的。

那么，临产时孕妇吃什么好呢？这是每位孕妇及其亲人非常关心的问题。
此时，由于一阵阵的宫缩痛，会影响孕妇的胃口。所以孕妇应学会在宫缩间歇
期进食的方法。根据孕妇自己的爱好，可选择蛋糕、面汤、稀饭、肉粥、藕
粉、点心、牛奶、果汁、苹果、西瓜、橘子、香蕉、巧克力等多种食物。每次
宫缩间歇期进食，少食多餐，补充机体所需要的水分，如饮用果汁、糖水及白
开水等。

有些孕妇认为"生孩子时应多吃鸡蛋长劲"，于是便一顿猛吃十个八个

鸡蛋，这种做法常常适得其反。因为人体吸收营养并非是无限制的，当营养过多摄入时，超额部分的营养就会经肠道及泌尿道排出。由于加重了胃肠道的负担，还会引起消化不良、腹胀、呕吐，甚至更为严重的后果。通常，孕妇每顿吃1~2个鸡蛋就足够了。

　　临产期间，由于宫缩的干扰及睡眠的不足，孕妇胃肠道分泌消化液的能力降低，蠕动功能也减弱，吃进的食物从胃排到肠道的时间也由平时的4小时增加至6小时，极易存食。因此，孕妇最好不要吃难以消化的油炸或肥肉类等油性大的食物。

姜饭、姜茶为生产打气

　　孕妇在临盆前1~2周，可吃一碗姜饭或姜茶，使生产时更有力气；由于孕妇产后阳气虚，容易在生产时受风，所以，产前或坐月子期间，食姜饭、饮姜茶都有助祛风，减少孕妇患感冒的机会。

孕妇临产前体力准备

　　分娩前，孕妇每天都会感到几次不规则的子宫收缩，卧床休息，宫缩就会很快消失。这段时间，孕妇需要保持正常的生活和睡眠，吃些营养丰富、容易消化的食物，如牛奶、鸡蛋等，为分娩准备充足的体力。

♛ 睡眠休息

　　分娩时体力消耗较大，因此孕妇分娩前必须保证充足的睡眠时间，午睡对分娩也很有利。

♛ 生活安排

　　接近预产期的孕妇应尽量不外出和旅行，但也不要整天卧床休息，做一些力所能及的轻微运动也有利于助产。

我好像听到了他们在叫我的名字

　　十月怀胎，一朝分娩，是一件瓜熟蒂落、水到渠成的事，急不得。感到焦急难耐的时候，要安慰自己，漫长的孕期就要结束，能享受到"母子一体"的时间已经很有限，值得珍惜。

缓解阵痛有办法

　　当准妈妈感觉阵痛的时候，可以通过唱歌等方式来放松一下，只要发出声音，就能缓解阵痛的痛苦。

　　此外，以下再介绍一些可以让准妈妈感觉轻松的姿势，当遇到阵痛难忍的时候，不妨试一试。

♛ 坐姿

　　准妈妈盘腿坐下，把手放在腹部两侧，边深呼吸边上下抚摸。

　　准妈妈可以把手放在大腿的内侧，疼痛时就向上提起双臂。

♛ 站姿

　　准妈妈应两脚打开与肩同宽，两手抵在墙壁上，伸直手臂，疼痛时一边吸气、吐气一边推墙壁。准妈妈还可以采用趴在墙壁上的姿势，这样不会加大对腹部的压力。

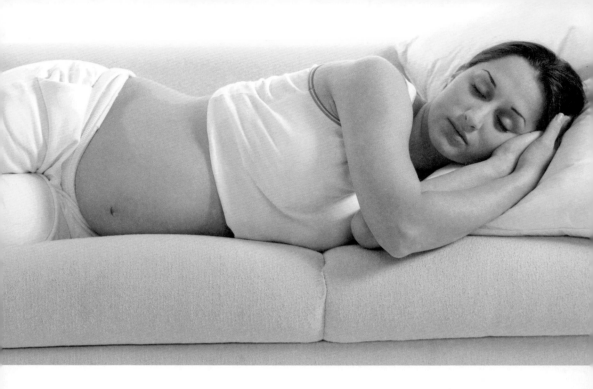

♔ 卧姿

准妈妈采取侧卧体位比较轻松,侧卧时,轻轻弯曲上侧的脚,两脚之间最好夹着坐垫或枕头。

消除分娩时肌肉紧张的方法

分娩对女性来说是生命的一个里程碑,也是最激动人心的时刻。但是,分娩是一种享受喜悦的痛苦过程。分娩时心理紧张及生理上的疼痛常常导致产妇出现肌肉紧张,并进一步加重分娩疼痛,延缓产程进展。

以下几种方式经过多次练习,可将原本疼痛时立即出现的肌肉紧张,转化为主动肌肉放松。

注意:并非所有的孕妇都适合做伸展运动,凡是有自然流产史、多胞胎、胎位不正、前置胎盘或已有不规则出血的人,不适合做以下练习。

♔ 呼吸放松

专心呼吸可转移对疼痛的注意力,并且可使氧气与二氧化碳浓度在体内保持平衡。

184

👑 腹式呼吸

腹式呼吸可以增强腹部肌肉力量，用于分娩第一程的阵痛发作时，具有缓和痛苦的作用。具体方法：仰卧，两腿轻松分开，膝盖稍微弯曲。双手拇指张开，其余四指并拢，放在下腹部。两手拇指约位于肚脐的正下方。深深地吸气，使下腹部膨胀鼓起。当腹部膨胀到最大限度时，再慢慢地吐气，使下腹部恢复原状。如此反复地膨胀、吐气。

👑 胸式呼吸

宫缩接近时，用胸式呼吸法往肺里吸满八成的气，当宫缩最剧烈时，屏气3~4秒，向肛门方向用劲。接下来，边用劲边将吸入的气呼出。

👑 短促的呼吸

这是分娩第二程终了之际，放松腹部，使胎儿头部缓缓露出所需要的呼吸法。

👑 音乐放松

音乐可以缓解焦虑，减少肾上腺素的释放，有助于加速分娩的进程。产妇在产程中利用音乐分散注意力将会取得非常好的效果。如果听到的音乐是平时进行放松训练时一直使用的曲子，那么无论何时听到它，身心都会获得放松。

👑 伸展训练

通过在产前锻炼骨盆四周及骨盆底的肌肉力量，有助于增加骨盆四周、骨盆底的关节韧带的弹性，更利于胎儿通过产道，对孕妇产后康复和体形恢复也非常有益。

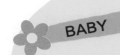

孕期生活全记录

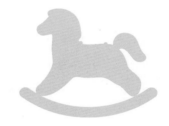

那些妈妈不在意我却很在意的事儿

● 保持身体的平衡

由于现在准妈妈的腹部变得硕大而笨重，站直身体都会感觉吃力，保持身体的平衡也变得困难。因此在整理家务时绝对不要攀登到高处。遇到某些费力的事情，或者需要从高处拿物时，应该请家人帮忙。另外出门时应穿低跟的鞋子，以免摔倒或扭伤脚。上下有坡度的地方也要格外小心。

● 日常动作要注意

怀孕晚期的时候，准妈妈的腹部很大，日常的动作要多留意，以免给自己和胎儿带来伤害，造成不良后果。

1. 穿袜子的方法。这个时候，准妈妈如果以站立的姿势来穿袜子就很危险，应该坐在椅子上，腰背挺直，慢慢地穿。

2. 弯腰的方法。如果以伸直腿的状态来弯腰，会对腹部造成挤压，并且有跌倒的危险。准妈妈应以仰起上半身的姿势，弯曲膝盖慢慢蹲下，就不会对腹部造成危害了。

3. 起床的方法。孕晚期的时候，准妈妈一般应采取左侧卧的姿势，起床时，先把双手放在下面，撑起身体，然后在床上仰起上半身，接着慢慢撑起上半身起来，坐下，再把脚放下来。

● 提前预防产褥感染

产褥感染，即俗称的"月子病"。广义上是指生殖器感染性疾病，凡是新妈妈在产褥期中由生殖器官被感染而引起的一切炎症，统称为产褥感染或产褥热。

女性在妊娠和产后，体力下降，身体虚弱；子宫腔内原胎盘的附着部位遗留下一个很大的创面；子宫颈、阴道和会阴部存有不同程度的损伤，因此非常容易导致感染。

对于产褥感染，产前就要预防。产前应加强营养，纠正贫血，治疗妊娠期高血压疾病及其他并发症，预防和治疗滴虫性阴道炎或真菌性阴道炎。妊娠末期，禁止性交和盆浴，也禁止一切阴道治疗，以免将病菌带到阴道和子宫里，引起产后感染。临产时注意休息，避免过度疲劳，接生器械要严格消毒，尽量减少出血及撕裂伤。

● 临产前应避免的不利因素

临产时应尽量避免以下几个不利因素。忌怕：有的孕妇由于缺乏分娩的生理常识，对分娩有恐惧感。其实，这种顾虑是不必要的。在现代医疗技术条件下，分娩的安全性大大提高，成功率也接近100%。忌急：部分孕妇在分娩上是急性子，未到预产期就焦急地盼望早日分娩。其实，预产期有一个活动期限，提前3周（孕37周）或者是错后2周（孕42周）都是正常的。忌粗：少数孕妇粗心大意，到了妊娠末期仍不以为然，还长途旅行，由于舟车劳顿，导致在途中意外分娩，威胁母子生命。忌累：临产前，孕妇的活动量应相应减少，工作强度也应减弱。临产前如果精神或者身体处于疲惫状态，将影响顺利分娩。正确的做法是产前1周休息，保持体力。忌忧：孕妇由于生活或者工作上的困难，或意外不幸等，临产前精神不振、忧愁、苦闷，特别是有些孕妇的公婆盼子心切，向孕妇施加无形的压力，给孕妇造成沉重的心理负担，这也是造成分娩困难的重要诱因之一。

● 产前的注意事项

孕40周时，胎儿随时都有要出来的可能。这时候，由于胎儿下降，孕妇自我感觉轻松些，这时候是等待分娩的关键时期。

注意安全，避免腹部受伤及压迫。尽可能每天洗澡，清洁身体，准备随时分娩。洗澡时要用淋浴和擦浴，特别注意外阴卫生。孕妇要保持睡眠充足，休息充分，以积蓄体力，以备分娩时用力。注意预产期，以免分娩时措手不及，要清楚预产期是否过期，如果过期将对胎儿不利，必须请医生帮助娩出胎儿。

我的伙食怎么样

● 本月准妈妈饮食原则

本月，很多准妈妈都感到异常兴奋，但在兴奋的同时也不要忘记饮食的重要性。此时，准妈妈仍然要注重均衡饮食、荤素搭配，为宝宝提供全面的营养。超重的准妈妈分娩会困难，所以，准妈妈千万不可在本月过量地摄取食物，要适可而止，不要食用大量的高热量、高脂肪的食物。此外，准妈妈在进餐时，最好采用少食多餐的原则。多摄取一些含铁元素丰富的食物，如绿色蔬菜、动物肝脏、瘦肉、干果等，这样可避免因分娩大量出血引起的休克。

● 推荐食谱

虾仁炒萝卜条

材料：白萝卜100克、虾仁适量。

调料：葱末、植物油、姜末、生抽、盐、香油。

做法：将虾仁去除沙线，洗净，沥干，切段；白萝卜洗净，切条备用。锅置火上，倒入植物油烧热，加入姜末炒香，放入虾仁翻炒，加入白萝卜条翻炒，放入生抽、盐搅拌均匀，加入香油、葱末即可。

牡蛎油菜

材料：油菜、牡蛎各100克。

调料：植物油、盐、姜片、料酒、酱油、蚝油、白糖、水淀粉。

做法：油菜洗净，切成段，放入加了植物油和盐的沸水中焯一下，用清水冲凉。锅中倒入植物油烧热，煸香姜片，再放入牡蛎用大火炒熟，加油菜段、料酒、酱油、蚝油、白糖炒匀，加水淀粉勾芡即可。

本月安胎检查

● B超检查确定产前胎情

这是准妈妈在产前检查中进行的最后一次B超检查，主要为了全面检查和了解胎儿接近完全成熟、即将分娩前的宫内情况，主要确定最终的胎位、胎儿大小、胎盘成熟程度、有无脐带绕颈、羊水是否混浊等，以进行临产前的最后评估。在预测准妈妈正常顺产可能性的同时，对异常情况及时进行判断和处理，帮助准妈妈决定是顺产还是剖宫产。

● 血小板

准妈妈血小板减少的症状最早出现在孕20周，大部分准妈妈血小板减少出现在妊娠晚期。因此，临产前准妈妈必须进行一次血小板检测，以检查血小板是否正常，为生产过程中可能出现的意外做准备，以防产程中准妈妈阴道撕裂或剖宫产时血液不易凝固而发生意外。

● 胎动监测

妊娠晚期对胎动的严密监测就是监护胎儿的生命安全，准妈妈一定要关注宝宝的胎动。正常胎动为每天30～40次。怀孕28～32周时，胎动最强烈；孕晚期，尤其临近产期的孕38周后胎动幅度、次数有所减少，准妈妈感觉为蠕动。准妈妈应该以24小时作为一个周期，来观察宝宝的胎动是否正常。

一般早晨胎动最少，准妈妈数胎动的时间最好固定在每天晚上8—11时，每天要坚持数宝宝胎动3次，每次1小时。1小时胎动3～5次就表明胎儿情况良好，晚上常常活动6～10次。

当胎动的规律出现变化时，胎动次数少于或者超出正常胎动次数，要格外小心。如果发现宝宝的胎动规律明显异于平时，比如1小时胎动次数少于3次，应再数1小时；如仍少于3次，则应立即去医院做进一步检查。

分娩，迎接天使的降临

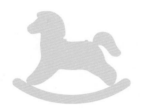

顺利生产的过程，是绝大多数产妇需要了解的经历。提前知晓整个过程，有助于保持体力，按照产程进度合理配合用力，平安分娩出宝宝。

● 自然分娩

胎儿分娩时，要根据母体骨盆的形态和大小，被动地进行一系列适应性转动。正常分娩是绝大多数情况，胎儿头的枕骨在母体骨盆前方，叫作枕前位。

胎头入盆时，呈半俯屈状态，胎头的前后径与母体骨盆的横径或斜径一致。母体的规律性宫缩，推动胎儿下降，等到达骨盆中部，胎儿头的前后径转成和母体骨盆前后径一致，即枕部转到母亲的耻骨下方，但胎儿的头更加俯屈，使胎儿下颌接触到胸部。在骨盆出口时，胎儿头伸转出骨盆外，这时在阴道口可以看见，胎儿头转向一侧，面朝母亲侧方，先娩出前肩、后肩，然后整个胎儿随之娩出。处理完新生儿后，助产人员会辅助产妇娩出胎盘。轻拉脐带的同时，轻压子宫底，协助胎盘完整娩出。胎盘娩出后，医生会检查产妇阴道有无裂伤，对有伤者施行缝合术。

● 解读自然分娩全过程

总产程即分娩全过程，指从开始出现规律宫缩直到胎儿胎盘娩出的全过程。分为3个产程：

第一产程：又称宫颈扩张期。指临产开始直至宫口完全扩张即开全（10厘米）为止。初产妇的宫颈较紧，宫口扩张缓慢，需11～12小时；经产妇的宫颈较松，宫口扩张较快，需6～8小时。在第一产程，如果没有禁忌证的话，医生会给产妇灌肠，灌肠后产妇要尽量排大便。随着宫口不断开大，宫缩会越来越强，持续时间可达1分钟，间隔时间缩短到1～2分钟，产妇的腹痛会越来越严重，间隔时间逐渐缩短，往往感到连喘气的机会都没有。这时，产妇可以通过深呼吸止痛法、腰骶部压迫止痛法、按摩止痛法等来减轻一些不适感。

第二产程：又称胎儿娩出期。从宫口开全到胎儿娩出的全过程。初产妇需1～2小时，不应该超过2小时；经产妇通常数分钟即可完成，也有长达1小时者，但不应超过1小时。宫缩持续1分钟，间歇2分钟左右。宫缩时，胎儿先露部位压迫盆底组织，产妇会有排便感，并不由自主向下屏气用力。正确使用腹压，可以缩短产程，加速分娩。如果用力不当，徒然消耗体力，反而会因为疲劳过度造成宫缩乏力，影响到产程进展。当胎头露出会阴口，助产人员告诉产妇张嘴"哈气"时，千万不要再屏气用力，可以做短促的呼吸动作，以防胎儿娩出过快而撕裂会阴部。

第三产程：又称胎盘娩出期。从胎儿娩出后到胎盘胎膜娩出，即胎盘剥离和娩出的全过程，需5～15分钟，不应超过30分钟。这时，产妇感到轻松，子宫底下降至与脐平，宫缩暂停几分钟后又会重新开始。子宫体变硬呈球形，宫底升高达脐上，阴道有少量流血，阴道口外露的脐带自行下降变长，这些征候表示胎盘已经剥离。接产人员会轻轻按压子宫底部，牵拉脐带，帮助娩出胎盘。伴随着一些血液流出，继而子宫收缩较紧，流血量变少，分娩过程至此全部结束。

胎盘娩出后，接产人员会把胎盘盖平，仔细检查胎盘、胎膜是否完整。如果胎盘胎膜完整，会检查会阴、小阴唇内侧、尿道口周围及阴道和宫颈有无裂伤。发现裂伤，会立即消毒并缝合。

● 分娩是否顺利的三要素

产力：产力是指把胎儿及附属物从母体子宫内逼出的力量。包括产妇的子官收缩力，腹肌和肛提肌的收缩力以及膈肌的收缩力，其中子宫的收缩力是主要产力。

产道：分娩胎儿的通道，分骨产道和软产道。骨产道是指母体的骨盆。骨盆的大小、形态直接影响分娩。软产道是指产妇的宫颈、阴道及外阴，如果宫颈口开全、阴道没有阻力，胎儿就能顺利通过，正常娩出。

胎儿：胎儿的大小、有无畸形及胎位是否正常，与分娩顺利与否直接相关。

早知道早有数——剖宫产

● 剖宫产，谁选择谁

剖宫产是由于产妇和胎儿的原因，无法使胎儿自然娩出，医生采取的一种经腹部切开子宫、取出胎儿及附属物的手术过程。剖宫产对母子均有不利因素。对母亲的不利因素有手术中及手术后都有可能出现意外状况。对婴儿来说，由于没有经过产道挤压，婴儿的肺没有经过锻炼，出生后不易适应外界环境的骤变，容易发生新生儿窒息、吸入性肺炎等。另外，剖宫产手术还增加了婴儿感染的机会，使之患病率明显增加，甚至给婴儿带来危险。

● 剖宫产是不是解决分娩疼痛的好办法

很多准妈妈为了避免分娩时长时间的阵痛而选择剖宫产，实际上尽管现代麻醉技术在剖宫产术中的应用效果很好，但是，术后刀口的疼痛一般仍要持续数天。许多产妇甚至在产后24小时内都会因疼痛不适而不能起床。同时，由于术后肠道功能受抑，术后24小时内几乎不能进食，也不可能分泌足够的奶水。因此，选择剖宫产的准妈妈泌乳要比顺产的准妈妈晚1~2天。另外不可忽视的一个问题就是，由于手术操作需要，一般要插导尿管，这就会增大产妇泌尿系统感染的机会。

● 剖宫产能避免难产的危险，一定很安全吗

对母体来说，剖宫产容易损伤四周脏器。胎盘经由腹部刀口取出，可能在产后发生刀口处子宫内膜异位症，而且剖宫产出血量也比顺产多。如果腹部脂肪较厚，则更容易发生皮下脂肪液化，影响刀口的正常愈合。另外，剖宫产

多使用硬膜外麻醉或是腰麻，准妈妈麻醉后，常会出现血压下降，影响胎盘血供，有可能造成胎儿缺氧。

对胎儿来说，未经试产而先进行手术，由于肺内存有的羊水没有经充分的挤压而排出，需要由医生向气管内插管吸取羊水，这就会增大产后新生儿发生湿肺、呼吸不良等机会的可能性。而且在某些情况下，如果胎盘位于前壁，而且位置较低时，剖官产要先将部分胎盘剥离后，才能将胎儿取出，这就可能会造成胎儿失血。从医学角度来说，任何手术都是有风险的，手术自身的创伤、麻醉都可能造成意外，成为手术中难以避免的隐患。

分娩中的措施

● 放松情绪，舒缓阵痛

分娩过程中缓解阵痛的有效方法就是放松情绪，面对疼痛，尽力保持镇静，这样才能够很顺利地进入分娩阶段。而越恐惧、越紧张的话，疼痛感则会越强烈。缓解阵痛还要特别注意呼吸，无论是喘气还是深呼吸，只要把注意力放在呼吸上，就会有放松的感觉。散步，变换一种姿势，或是摇摆一下身子，也能舒缓你的痛楚感，加快分娩过程。同时，给予一定的按摩刺激也有助于舒缓产妇分娩前的阵痛，另外，在咨询过专业医生后，也可以服用某些特定的麻醉药，以使自己局部失去知觉，但仍然有意识去感受分娩过程的奇妙。

● 减少活动，应对突破的羊水

通常来说，多数准妈妈都是等有了临产征兆才会前往医院，所以在家破水的情况也会时有发生。这时产妇不要慌乱，一定要减少活动，采取平躺姿势，避免因为直立或运动造成羊水过快流出。同时，家人应尽快联系医护人员，送产妇去医院就诊。如果一旦破水，胎儿吸入感染的羊水，极易出现吸入性肺炎、官内窘迫等情况，破水还会增加脐带脱垂的发生率，致使胎儿死亡率增高。

● 应对胎儿窘迫的种类

胎儿窘迫有急性胎儿窘迫和慢性胎儿窘迫两种情况，前者主要表现为胎心率的变化，可以通过检测胎心率和自数胎动来判断胎儿在宫内的情况，出现异常现象，应及时到医院就诊。正常情况下，胎心率在120～160次/分，而胎儿窘迫时胎心率会超过160次/分，甚至达到180次/分，随后胎心率减慢，会降到120次/分，甚至不足100次/分。而且在窘迫初期，胎动频繁，继而转弱，次数也随之减少，进而消失。

慢性胎儿窘迫是在慢性缺氧的情况下发生的，诱因是胎儿发育及营养不正常，使胎儿宫内发育迟缓，临产后就容易发生进一步缺氧。因此，孕后期一定要注意进行胎心监测及B超检查，这对及早发现慢性胎儿窘迫有一定帮助。

● 积极配合，避开难产这道槛

当分娩进行到一半时，胎儿无法顺利通过产道娩出就是难产。一般有两种情况，一是胎儿头出来，但肩膀却卡住。通常助产医护人员会从产妇上面帮妈妈推肚子，另一位则帮忙转胎儿；另一种情况是胎位不正造成的难产，此时胎儿身体已经出来，但是胎儿头却被卡住了。无论哪种难产，为了能让胎儿尽早娩出，医生有时会故意制造胎儿锁骨骨折，以减小胎儿整个肩膀占据的空间，

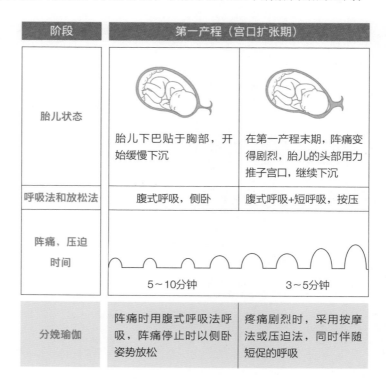

阶段	第一产程（宫口扩张期）	
胎儿状态	胎儿下巴贴于胸部，开始缓慢下沉	在第一产程末期，阵痛变得剧烈，胎儿的头部用力推子宫口，继续下沉
呼吸法和放松法	腹式呼吸，侧卧	腹式呼吸+短呼吸，按压
阵痛，压迫时间	5～10分钟	3～5分钟
分娩瑜伽	阵痛时用腹式呼吸法呼吸，阵痛停止时以侧卧姿势放松	疼痛剧烈时，采用按摩法或压迫法，同时伴随短促的呼吸

以便顺利通过产道。另外，解决轻度难产的办法也可以把会阴切开，就是将妈妈的会阴部切开，这样可以减小胎儿出生的阻力。

● 严密监护，警惕脐带脱垂

脐带是胎儿与母体进行物质交换的重要通道和唯一桥梁。如果发生胎位不正、破水等情况，非常容易发生脐带脱垂。如果胎儿在子宫内是双脚朝下，当一只脚滑下时，脐带往往跟着滑落。还有一种情况是胎儿头部尚未进入骨盆固定时，脐带就发生脱垂，这种情况更为危险，因为一旦破水，胎儿脐带脱垂下来，胎头下降可能会直接压迫脐带，阻断胎儿的血液供应，这种情况下，短短几分钟就可能造成胎儿严重缺氧窒息死亡。产妇及家人应该掌握一些有关分娩保健知识，进而能够在家进行简单的自我监护，产妇应该尽量把头放低、脚抬高，让胎儿头部或身体离开压迫部位。如果有医生在场，可将手伸进产道将胎头往上顶，同时应立即实施剖宫产手术。

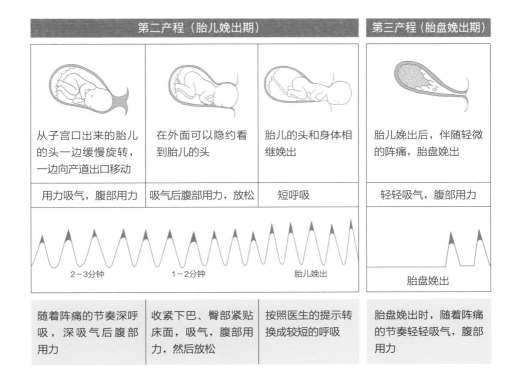

第二产程（胎儿娩出期）			第三产程（胎盘娩出期）
从子宫口出来的胎儿的头一边缓慢旋转，一边向产道出口移动	在外面可以隐约看到胎儿的头	胎儿的头和身体相继娩出	胎儿娩出后，伴随轻微的阵痛，胎盘娩出
用力吸气，腹部用力	吸气后腹部用力，放松	短呼吸	轻轻吸气，腹部用力
2~3分钟　　1~2分钟　　胎儿娩出			胎盘娩出
随着阵痛的节奏深呼吸，深吸气后腹部用力	收紧下巴、臀部紧贴床面，吸气，腹部用力，然后放松	按照医生的提示转换成较短的呼吸	胎盘娩出时，随着阵痛的节奏轻轻吸气，腹部用力

Zigong Riji

子宫日记

文图编辑	徐艳硕
版式设计	桃 子
美术编辑	吴金周
插图绘制	

图片提供	海洛创意
	达志影像
	北京全景视觉网络科技有限公司
	上海富昱特图像技术有限公司